PERFECT MASTER

歯科国試
パーフェクトマスター

小児歯科学

河上智美　編著

第5版

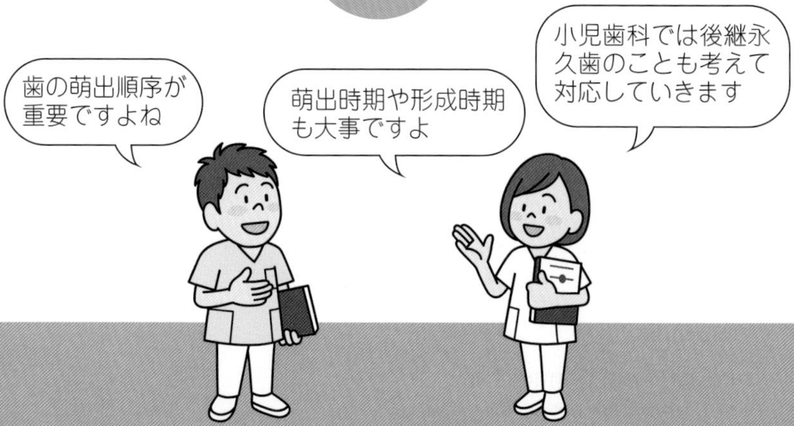

医歯薬出版株式会社

執筆者一覧

日本歯科大学生命歯学部小児歯科学講座

河上智美

小方清和

名生幸恵

岡本亜祐子

本書中のマークの見方

Check Point ：各章の最も大切な項目

よくでる ：歯科医師国家試験に頻出の内容

CHECK! ：必ず押さえておきたい重要ポイント

［点線囲み］：大切なキーワード，キーポイント

［点線枠］：理解を助ける補足

コラム ：著者からのアドバイス

This book is originally published in Japanese
under the title of :

SHIKAKOKUSHI PĀFEKUTOMASUTĀ SYŌNISHIKAGAKU
(Pediatric Dentistry for National Board of Dental Examination)

Editor:

KAWAKAMI, Tomomi
Associate professor, Division of Pediatric Dentistry,
The Nippon Dental University School of Life Dentistry at Tokyo

ISHIYAKU PUBLISHERS, INC.
7-10, Honkomagome 1 chome, Bunkyo-ku,
Tokyo 113-8612, Japan

はじめに

2019 年に本書の第 4 版を上梓してから 3 年が経過し，この間に生活スタイルや学習環境など身の回りに劇的な変化が起こりました．待たれていた歯科医師国家試験出題基準の改定も令和 5 年版としてこのたび取りまとめられました．そこで『歯科国試パーフェクトマスター小児歯科学』も合わせて改訂を行い，第 5 版として皆様にお届けする運びとなりました．

小児歯科学は，年齢区分による分類であるため，小児歯科診療に関連するすべての分野が含まれます．その膨大な出題範囲を効率よく学習・記憶していくには，全体像を見失わないように計画的に日々の学習を進めていくことが大切になります．本書は，ただ単に知識の整理を行うのみでなく，国家試験対策について十分に検討し，学力向上のための効果的な勉強ができるように配慮しました．今回の改訂によっても，本シリーズの基本方針である①歯科医師国家試験出題基準および歯科医学教育モデル・コアカリキュラムに準拠すること，②学生として必要不可欠な事柄を網羅すること，③できる限り最新の知見を取り入れること，が堅持されています．

おかげさまで本シリーズも 2009 年に発行して以来 10 年以上にわたって，多くの歯学部・歯科大学の学生や研修歯科医，小児の歯科医療・保健にかかわる先生方にご購読いただいております．新たな魅力を加えた本書がこれまでにも増して多くの皆様にご利用いただき，子どもの診療の現場で活用されることを心より願っています．

2022 年 10 月

河上智美

歯科国試パーフェクトマスター

小児歯科学　第5版　目次

＊顔写真は，小児または保護者の許諾を得て掲載しています．

Chapter 1

小児の全身発達

Check Point

- 1歳，1歳6か月，3歳，6歳での身体や精神の特徴を覚える．
- 運動機能，言語，情動の発達の年齢変化を理解する．
- 食育に関する哺乳・離乳・摂食の機能や役割について理解する．

Ⅰ．発育期の分類

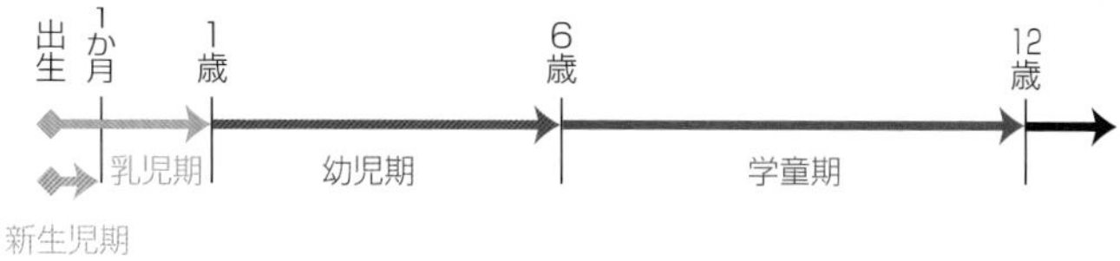

よくでる

出生前期	**細胞期**：0～14日 **胎芽期**：14日～9週 **胎児期**：9週～出生 標準的在胎期間：40週
	周産期：胎生22週～生後6日
新生児期	**出生後4週間** 出生時の平均身長：**約50 cm** 平均体重：**約3,000 g**，男児＞女児 **生理的体重減少**：200～250 g減少し7～10日で出生時体重に復帰する． 原因：①出生直後は哺乳力が弱く水分補給が不十分，②胎便や尿の排泄，③羊水の嘔出，④皮膚や肺からの水分喪失（不感蒸泄）など
乳児期	満1歳まで
幼児期	1～6歳
学童期	6～12歳

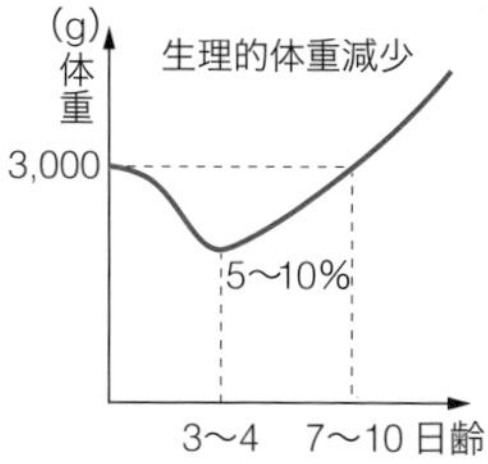

よくでる

体重と身長の発育変化

	出生時	3か月	1年	3年	4年	5年	7年	14〜15年
体重（kg）	3	6〜7	9		15			
出生時体重に対する比	1倍	2倍	3倍	4倍強	5倍	5〜6倍	6〜7倍	14〜16倍
身長（cm）	50		75		100			
出生時身長に対する比	1倍		1.5倍		2倍	2倍強		3倍強
頭囲（cm） 胸囲（cm）	33 ∨ 32		45 ＝ 45	49 ∧ 50		50 ∧ 55		

正常乳児における
1日あたりの体重増加

生後日齢（月）	増加量（g／日）
0〜3	25〜30
3〜6	15〜20
6〜12	10〜15

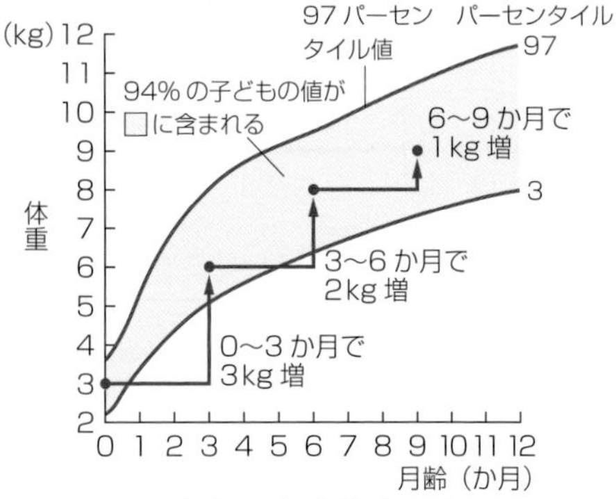

体重の増加曲線（男児）

新生児　成人

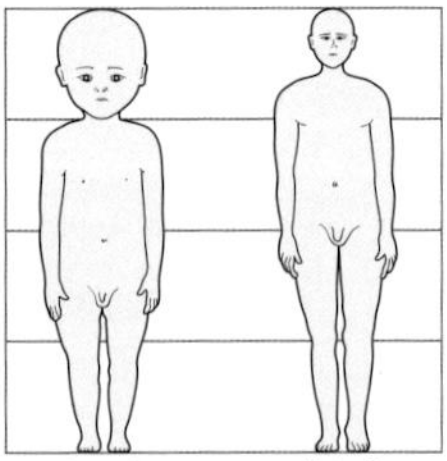

1：4　1：8

頭長／身長比

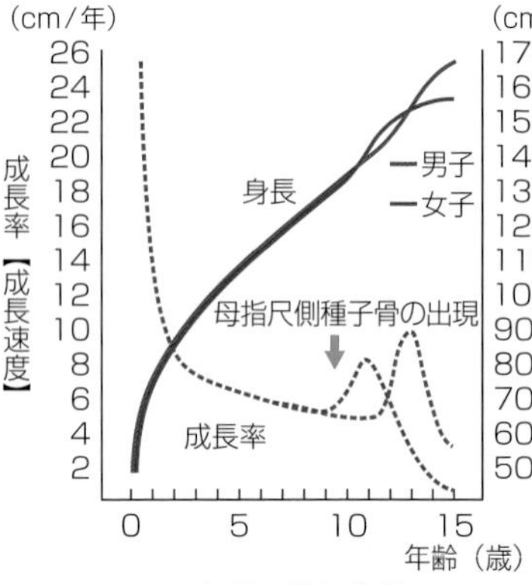

身長の増加曲線

Ⅱ．頭蓋・顎顔面の発育

A 骨の成長様式

①軟骨性骨成長…頭蓋底：軟骨結合

下顎骨：下顎頭，正中線上の下顎結合部

②縫合性骨成長…頭蓋骨間，鼻上顎複合体

③骨膜性骨成長…表面骨の添加，吸収

頭蓋と顎の主な成長様式である

B 顔面頭蓋と脳頭蓋の発育変化

下図を見てイメージをつかめ

顔面頭蓋と脳頭蓋の比率

	顔の大きさ						顔面頭蓋と脳頭蓋の容積比	歯の萌出
	高さ ⇕		幅 ↔		深さ ↔			
	mm	%	mm	%	mm	%		
0 歳	47	**38**	78	**56**	40	41	**1：8**	無
2 歳	83	68	111	80	75	77	1：6	乳歯咬合
6 歳	96	80	117	83	80	82	1：5	第一大臼歯萌出
12 歳	109	89	126	90	87	89		第二大臼歯萌出
18 歳	122	100	140	100	98	100	**1：2**	第三大臼歯萌出

(Horowitz ら，1966)

出生時の発育で最も少ないのが「高さ」で 38%，最も大きいのが「幅」で 56%である．つまり，胎生期の成長率が最も大きいのは「幅」であり，出生以降の発育変化が最も大きいのは「高さ」（写真⇕）である．

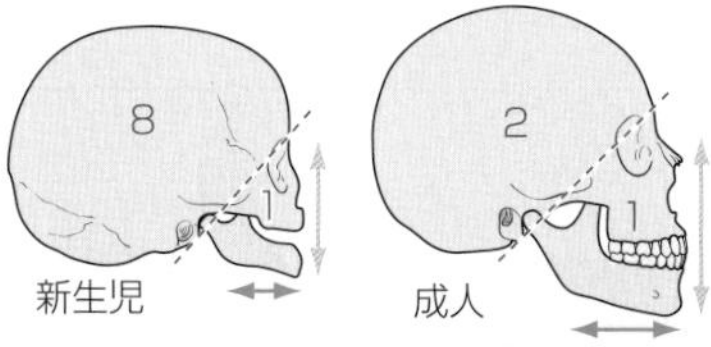

顔面頭蓋と脳頭蓋の容積比の発育変化
---は頭蓋底部の位置を示す．
顔面の高さ（⇕）の違いも確認できる．

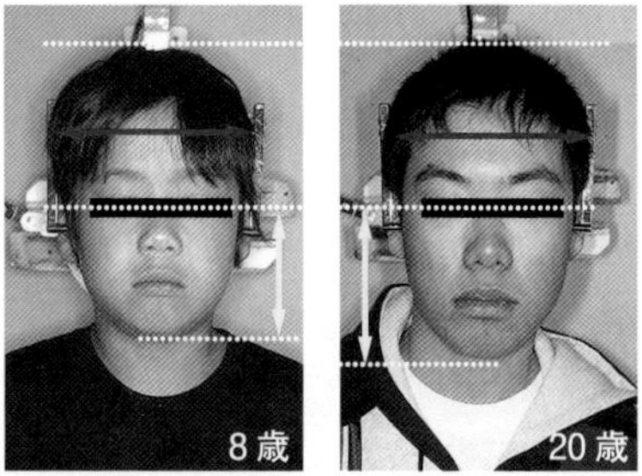

顔面頭蓋の発育変化
学童期と成人との比較で幅(↔)の増加はほとんど認められないが，高さ(⇕)の増加が著しいことがわかる．

C 頭蓋冠の発育

縫合と泉門

①**大泉門**：生後約 2 年頃に閉鎖

閉鎖遅延：水頭症，くる病，甲状腺機能低下症

早期閉鎖：小頭症，頭蓋骨癒合症

②小泉門：生後 1 ～ 3 か月頃に閉鎖

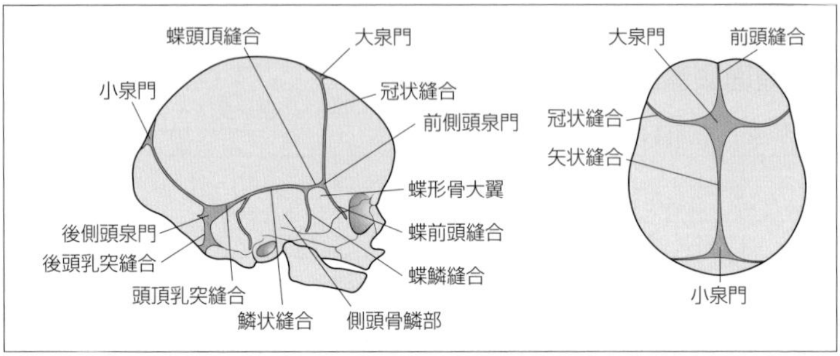

新生児の頭蓋冠にみられる縫合と泉門　（星野，1987）

D 頭蓋底の発育

1）軟骨結合部での成長

①蝶篩骨軟骨結合：蝶篩骨縫合となり 7 歳頃まで成長

②蝶形骨間軟骨結合：

出生直前に癒合

③蝶後頭軟骨結合：

18 ～ 20 歳まで活動

2）縫合部での骨添加

3）頭蓋底骨の骨吸収と添加

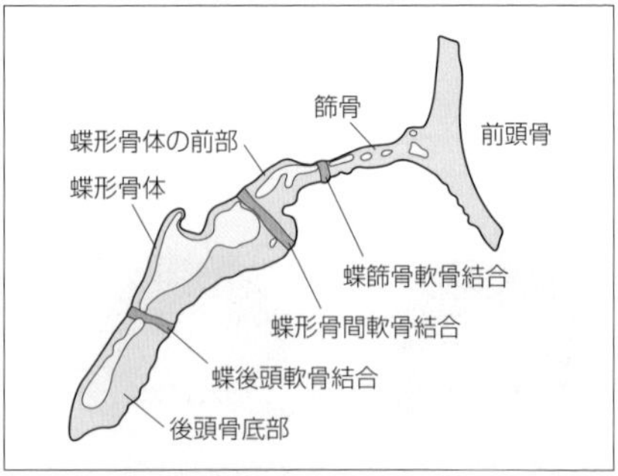

頭蓋底の軟骨結合　（Enlow, 1968）

E 顎の発育

①上顎：縫合部での骨新生と，骨体部での骨添加と吸収による.

主として顔面の前下方へ発育する.

②下顎：下顎頭は下顎骨成長の中心

下顎枝や下顎骨体では骨の吸収添窩で成長する.

歯槽突起部の成長は歯の発育と関係が深い.

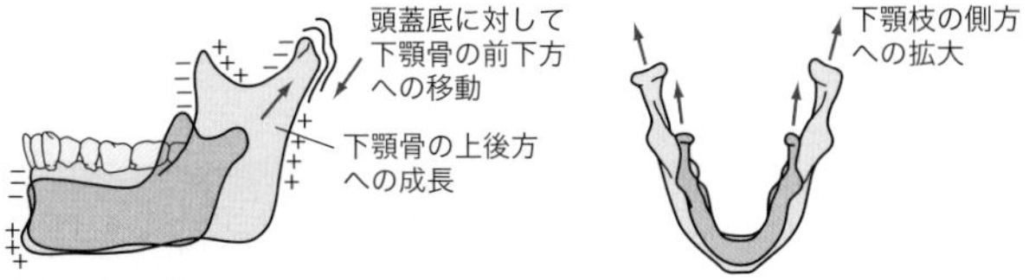

下顎枝の成長

＋＋＋：骨添加，－－－：骨吸収.

(Enlow, 1990)

F 顎関節の発育

・出生時の下顎窩は，深さ約1 mm の浅い円形のくぼみ

・下顎は無歯顎のため干渉を受けず自由運動できる.

・乳歯列期には関節結節の隆起と関節後突起の成長がみられる.

・混合歯列期には第一大臼歯が咬合し，関節結節の高さが急激に増加する.

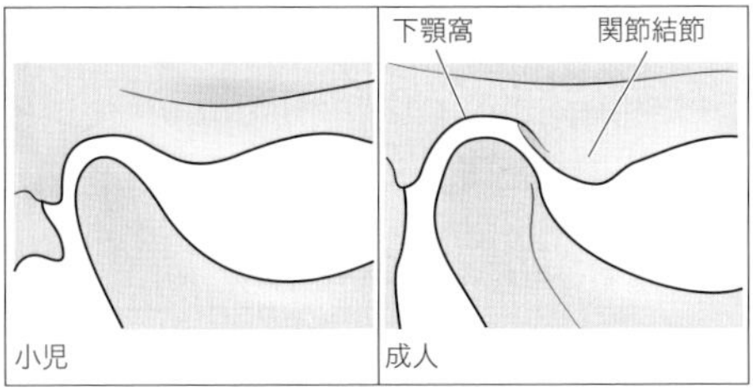

顎関節の発育変化

Ⅲ. 発育の評価法

A 体格の評価　身長と体重から栄養状態を評価する.

①カウプ（Kaup）指数：乳幼児の評価に用いる. $\dfrac{\text{体重 g}}{(\text{身長})^2\ \text{cm}} \times 10$

②ローレル(Rohrer)指数：学童期以降の評価に用いる. $\dfrac{\text{体重 g}}{(\text{身長})^3\ \text{cm}} \times 10^4$

③ BMI（Body Mass Index）：（学童以降）主に成人：$\dfrac{\text{体重 kg}}{(\text{身長})^2\ \text{m}}$

B 年齢の評価

1）暦齢

2）生理的年齢

①骨年齢：手根骨

②歯年齢：Hellman の歯齢（咬合発育段階），Nolla の石灰化年齢

③第二次性徴年齢

3）精神年齢：知能指数（IQ，p.156 参照），$\mathrm{IQ}=\dfrac{\text{知能年齢}}{\text{生活年齢}}$

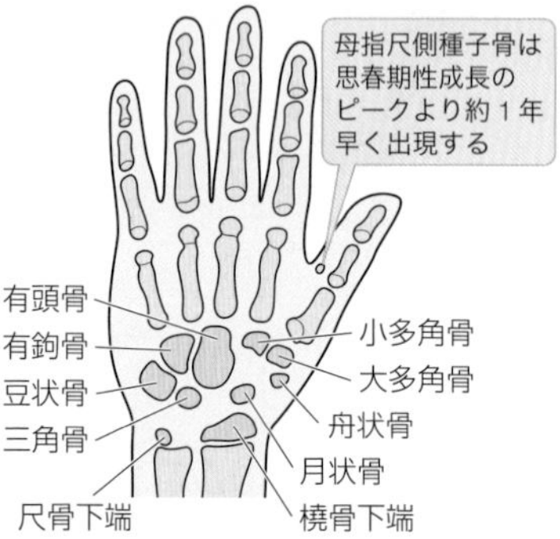

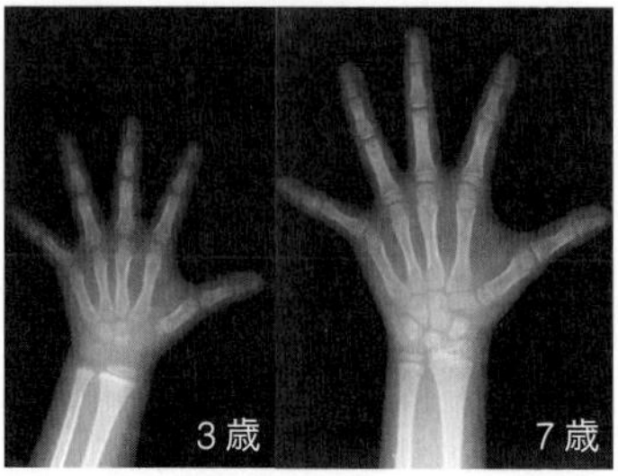

3 歳児と 7 歳児の手部エックス線画像

手指骨の名称と手根骨化骨数

年齢	1	2～3	4	5	6	7	8	9～11	12
化骨数	2	3	4	5	6	7	8	9	10
骨名	有頭骨 有鉤骨	橈骨下端	三角骨	月状骨	大多角骨	小多角骨	舟状骨	尺骨下端	豆状骨

Hellman の歯齢

記号	咬合の発育段階	歯列期
Ⅰ A	乳歯未萌出期	無歯期（0～8 か月）
Ⅰ C	乳歯咬合完成前期	乳歯列期 （8 か月～6 歳）
Ⅱ A	乳歯咬合完成期	
Ⅱ C	第一大臼歯および前歯萌出開始期	混合歯列期 （6～12 歳）
Ⅲ A	第一大臼歯萌出完了，前歯萌出中または完了期	
Ⅲ B	側方歯群交換期	
Ⅲ C	第二大臼歯萌出開始期	永久歯列期 （12 歳～）
Ⅳ A	第二大臼歯萌出完了期	
Ⅳ C	第三大臼歯萌出開始期	
Ⅴ A	第三大臼歯萌出完了期	

A：attain（完成），C：commence（開始），B：between（A と C の途中）．
側方歯群とは，乳歯では C，D，E，永久歯では 3，4，5 をさす．

Ⅳ．各臓器の発育

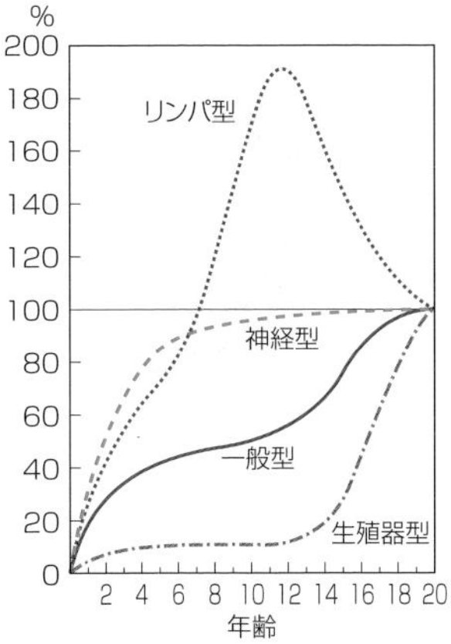

神経型	・脳，脊髄，視覚器，脳頭蓋，上顎の一部 ・4 歳で約 80%の成長 ・学童期にほぼ最高に達する
一般型	・頭径を除く全身の外形測定値（身長，体重その他），筋肉，骨，各臓器（呼吸器，消化器，腎臓，脾臓），循環器（心臓，血管，血液量） ・顎顔面，特に下顎の成長様式 ・S 字状曲線（シグモイド曲線）
リンパ型	・胸腺，口蓋扁桃，咽頭扁桃（アデノイド），リンパ節，内分泌腺の発育 ・12 歳前後で成熟量の倍近く発育する
生殖器型	・精巣（睾丸），卵巣，子宮，前立腺，性器 ・思春期に入ると急速に発育を開始

Scammon の臓器別発育曲線

身体のすべての器官や臓器が均一な速度で発育するわけではない．20 歳を 100％の発育量に達する年齢と考えると，各器官はグラフのような 4 つの曲線パターンを描きながら発育する．

Ⅴ．小児の発達

A 運動機能の発達 （p.167 の付録③参照）

粗大運動と微細運動

粗大運動		微細運動	
首がすわる（定頸）	3〜4 か月	ものをつかむ	3 か月
寝返り	5〜6 か月	目と手の協調運動（目で見たものを手を出してつかむ）	6 か月
1 人で座る	7〜8 か月	指先でものをつかむ	7〜8 か月
つかまり立ち	9〜10 か月	コップの中の小粒を取り出そうとする	1 歳 0〜2 か月
1 人で歩く	1 歳 0〜2 か月	ボタンをはめる	3 歳 0〜4 か月
転ばないで走る	1 歳 4〜6 か月	紙飛行機を自分で折る	4 歳 4〜8 か月
片足立ち	2 歳 9 か月〜3 歳		
スキップできる	4 歳 4〜8 か月		

8 原始反射（哺乳に関係する原始反射は p.11 参照）

非対称性緊張性頸反射
仰臥位では頭を一方方向に向けると顔の向いたほうの上下肢は伸展し，反対側の上下肢は屈曲する

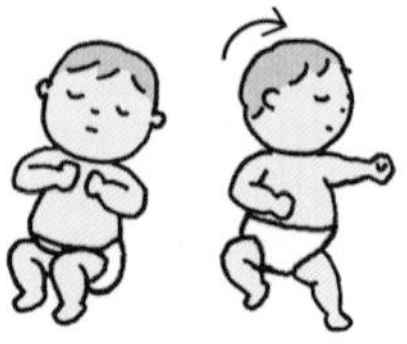

緊張性迷路反射
仰向けになると背中の筋肉が緊張して身体や四肢が反り返り，うつぶせになると腹側の筋肉が緊張し四肢が丸まる姿勢となる

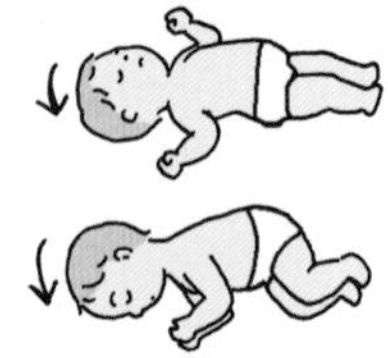

起立反射（歩行反射）
体を支えて立たせ，足を床につけて前傾させると連続的に脚を屈曲・伸展する

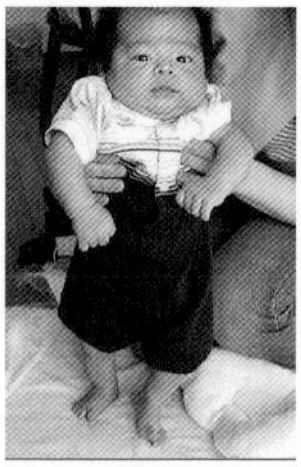

3か月（～6か月）までにはほとんど消失

Moro（モロー）反射
頭部をやや前屈させて急に後方に落下させると，両手を広げて抱かれようとする反射運動

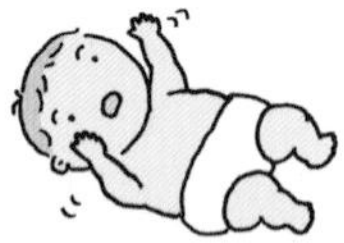

4か月頃には消失

Babinski 反射
足の裏をくすぐると，指が扇のように広がる

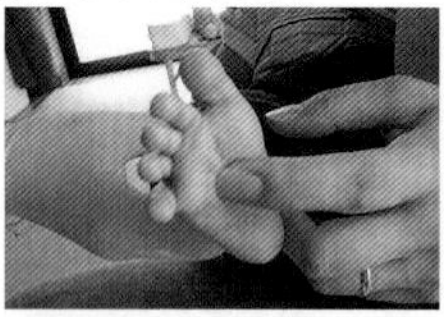

12か月頃に消失

把握反射（手掌把握反射，足底把握反射）
指でものをつかもうとする反射運動（Darwin 反射）

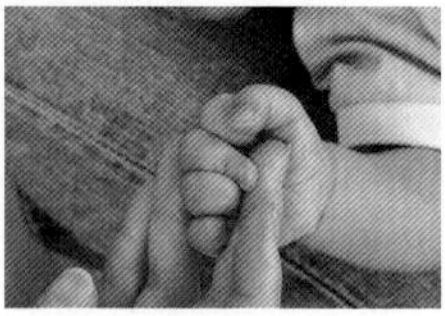

手は3～4か月で，足は10～12か月頃消失

B 言語の発達

言語の発達（理解語および発語）　（福迫，1975．改変）

年齢	言語の理解	言語の表出
0～1歳	・「バイバイしなさい」や自分の名前がわかる	・喃語
1～2歳	・簡単な命令に従う	・12か月までに1～3語（1語文） ・2歳近くで2語文
2～3歳	・位置関係がわかる ・2つの動作の指示に従う	・3～4語文 ・動詞の時制を使い分ける
3～4歳	・複文の理解 ・簡単な質問に答える	・600～1,000語 ・文構造は単文
4～5歳	・1,500～2,000語の理解 ・「いつ」「なぜ」などの質問がわかる	・1,100～1,600語 ・4～6語文
5～6歳	・2,500～2,800語の理解 ・受身文，使役文の理解	・複文 ・流暢さに問題なし

C 情動の発達

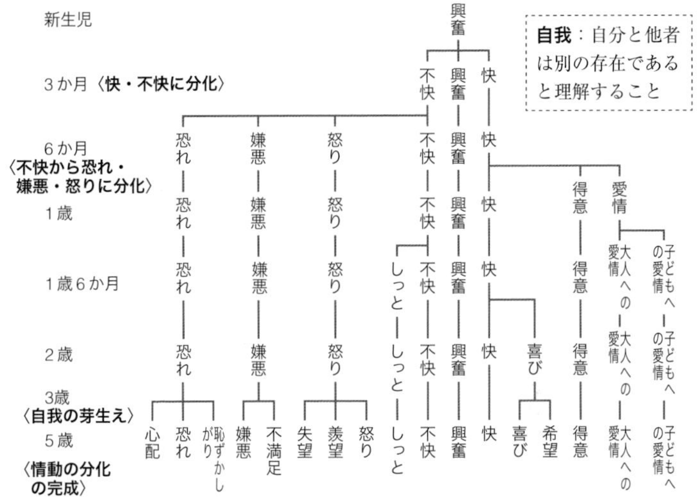

Bridgesによる情動の分化 （黒須，1994．改変）

増齢に伴い減少する恐れ：突然の音（聴覚的），見慣れぬもの，暗闇など

2～3歳でピークになる恐れ：突然の光，閃光，影など

増齢に伴い増加する恐れ：想像上のもの（おばけ），予想される危険など

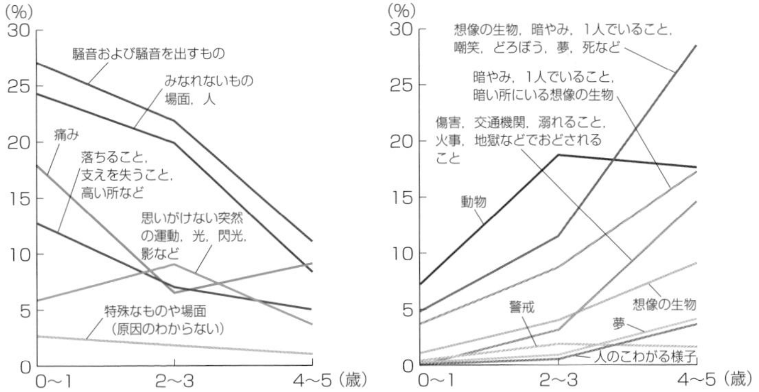

恐れの対象の年齢的変化

（黒須，1994．改変）

Ⅵ. 小児の生理的特徴

	新生児	乳児	幼児	学童	成人	増齢に伴う変化
体温（℃）	37.2 ～ 37.5	37.0 ～ 37.4	37.0 ～ 37.2	36.5 ～ 37.0	36.5 ～ 37.0	↘
脈拍数（拍 / 分）	140	120	110	90	70	↘
呼吸数（回 / 分）	40 ～ 50	35	25	20	18	↘
血色素量（成人より）	多い（17.1）	少ない	少ない	少ない	16.5 g /100 mL	↘↗
赤血球（成人より）	少ない（4.9）	少ない	少ない	少ない	5.4×10^6 /mm^3	↗
白血球（成人より）	多い（20,000）	多い	多い	多い	7,000 /mm^3	↘
最高血圧（mmHg）	75	90	100	110	110 ～ 130	↗
最低血圧（mmHg）	50	60	65	70	60 ～ 80	

CHECK! 小児の呼吸について

新生児を含む乳幼児期の間は胸部筋肉が未発達なため，横隔膜依存の腹式呼吸である．学童期になると，胸郭の発達に伴い胸式呼吸が主となり，10 歳頃に成人と同じ胸腹式呼吸になる．

コラム①：エピソード記憶術

「小児」について知識として詰め込もうとすると限界があるかもしれない．しかし，皆さんは高齢者になったことがなくても，「小児」だった時期があるはずだ．現在の皆さんの身体は成長の結果です．たとえば自分の小さい頃のアルバムを見たり，両親から当時の様子を聞いたりするのはどうだろう？　あるいは，下顎骨の成長方向について覚えにくいとき，自分の顎を手で触りながらその形になった経緯を考えてみるのもいいだろう．自分の身に置き換えてみると，スッと理解できることもある．

Ⅶ. 口腔機能の発達

出生から幼児期にかけては，咀嚼機能を獲得するための重要な時期

A 胎生期の口腔機能の発達

開口	胎生 10 週
口唇の動き	胎生 14 週
指を吸う	胎生 20 ～ 25 週
吸啜行動	胎生 24 週

B 哺乳に関係する反射 よくでる

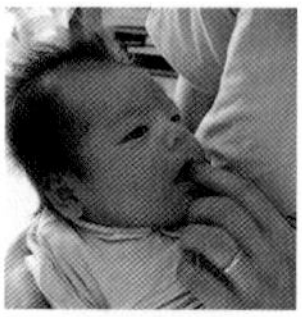
探索反射

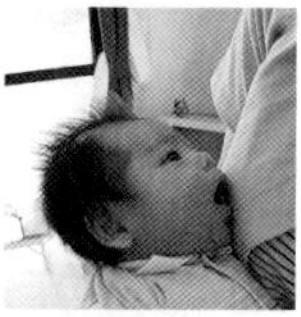
口唇反射

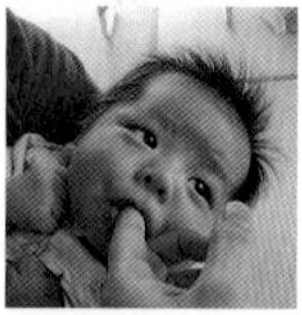
吸啜反射

初期の哺乳運動は反射によるもので，この反射は5～6か月頃に消失する．その後，食物による刺激経験を通して，咀嚼，嚥下運動を学習・獲得していく．

①**探索反射**（追いかけ反射）：頬や口唇を刺激すると，受けた方向に顔を向け，乳首を探索する．

②**口唇反射**（捕捉反射）：乳首を口唇と舌を使って捕捉しようとする．

③**吸啜反射**：口唇に乳首が入ると，吸啜運動を行う．

④**嚥下反射**：咽頭部に送り込まれた乳汁を飲み込み，食道に送る（原始反射ではなく成長後も残る）．

⑤**舌挺出（舌突出）反射**：固形物を口に入れると，これを口の外に排除しようとする．

C 吸啜

①乳児の吸啜：舌と顔面筋で下顎を前方に突出，固定し舌を前後に動かす．

②吸啜刺激によるホルモン分泌：乳児と母親両者に消化管ホルモン分泌を亢進させ，消化吸収が盛んになる．

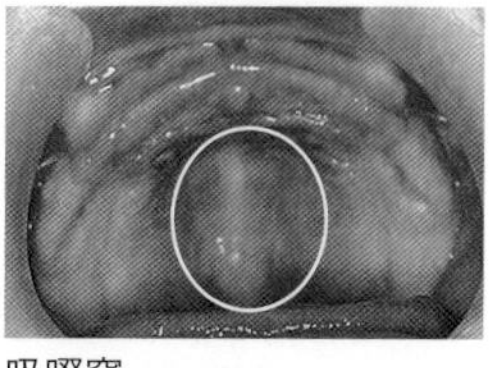
吸啜窩

D 嚥下

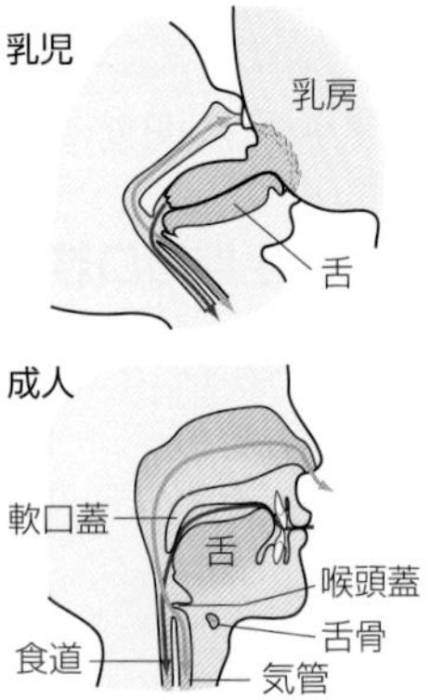

乳児と成人の呼吸(↑)と嚥下(↑)

①乳児型嚥下
・顔面神経支配の顔面筋による下顎の固定
・上下の顎・歯は接触しない.
②成熟型嚥下（幼児型嚥下）
・三叉神経支配の咀嚼筋による下顎の固定
・通常，歯は接触する.
・舌尖は口蓋に接し，上下切歯の上後方に位置
・口唇や表情筋の収縮はほとんどない.

E 離乳期における吸啜から咀嚼への発達

①離乳期（5 か月頃）に母乳や育児用ミルクから流動食へ移行していく
・哺乳反射の消失と関連する.
②流動食→軟食→普通食（幼児食）へ移行していく
・歯の萌出に伴い，吸啜から咀嚼への移行を開始する.
・1 歳を過ぎると乳児型嚥下は消失する（成熟型嚥下へ移行）.
・反射運動から学習による咀嚼の獲得へ

F 離乳の目的

①栄養摂取：成長に伴い不足する栄養を摂取する
②摂食機能の獲得：さまざまな食形態の食物摂取のための学習期間
③味覚の形成
④食行動の自立：社会性を育む

CHECK!
離乳の完了時期：12～18 か月頃
卒乳（完全に授乳をやめる）：遅くとも18 か月頃までに終えることが望ましい.

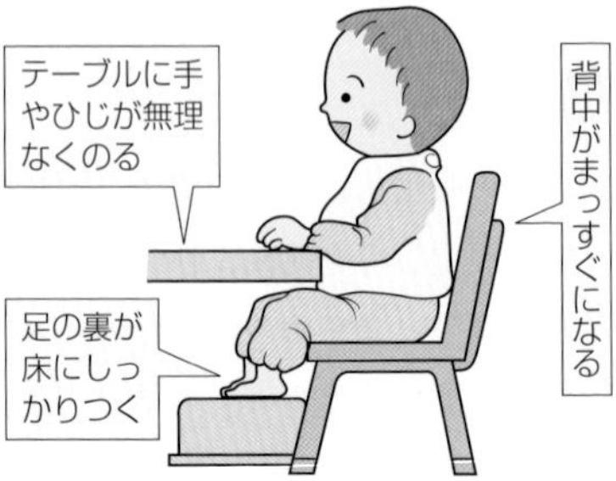

食事時の姿勢

乳幼児期の摂食機能発達

月齢	離乳時期	食行動の特徴	運動の発達	口唇・舌（顎）の機能
0 〜 4	チュッチュッ 液体 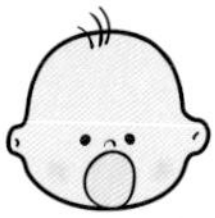	哺乳	指しゃぶり	（哺乳反射） 舌の前後運動 舌の突出 乳児型嚥下
5 〜 6	離乳初期： パクパクごっくん ドロドロ状→ なめらかにすりつぶした状態 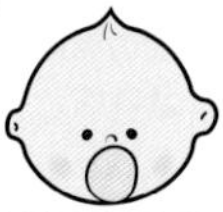	1日1回食	手全体で包む 首がすわる 目と手が協調してくる 寝返りができる 5秒以上座れる	（舌の前後運動） 顎の連動運動 原始反射の消失 唇を閉じて取りこむ 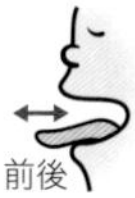
7 〜 8	離乳中期： モグモグ ベタベタ状→ 舌でつぶせる固さ 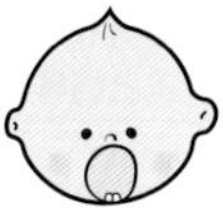	1日 2回食	持ちかえる コップから飲む 座位	（顎の上下運動， 舌の上下運動） 口角が左右に伸縮 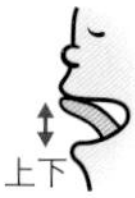 舌を口蓋に押しつけてつぶす
9 〜 11	離乳後期： カミカミ→ 歯ぐきでつぶせる固さ 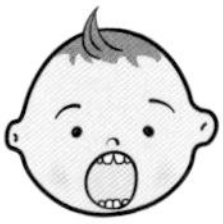	介助食べ 1日3回食 の定着	手で持って食べる コップを自分で持って飲む	（舌の左右運動） 顎の左右運動 咀嚼運動(歯ぐきでつぶす) 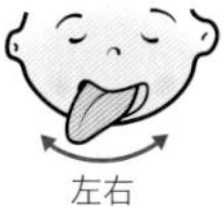
12 〜 15	離乳完了期： カチカチ→ 歯ぐきで噛める固さ 幼児食 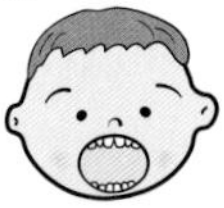	手づかみ食べ ・ 卒乳	小さいものがつまめる 手づかみ スプーン，フォークを持つ ストローで飲む	・噛む力は，筋力が未発達なので大人の固さ・大きさそのままでは無理 ・成熟型嚥下への移行開始
16 〜 18 〜 36	離乳完了期（後半）： 歯で噛める固さ 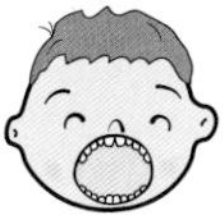	一人食べ	スプーン，フォークが使える 箸が使える	

Ⅷ. まとめ

定型発達児の各年齢における歯の状態と全身の成長発達との関係

<table>
<tr><th></th><th>第一大臼歯</th><th>萌出状態</th><th>Hellman
の歯齢</th><th>運動発達</th><th>精神発達</th><th>言語発達</th></tr>
<tr><td>出生時</td><td>**石灰化開始**</td><td>0 本</td><td>Ⅰ A</td><td>身長 **50 cm**
体重 **3,000 g**
男児＞女児</td><td></td><td></td></tr>
<tr><td>1 歳</td><td></td><td>BA|AB
BA|AB 8 本</td><td>Ⅰ C</td><td></td><td>簡単な命令の実行</td><td>1 語文</td></tr>
<tr><td>1 歳
6 か月</td><td></td><td>DCBA|ABCD
DCBA|ABCD
12 ～ 16 本</td><td>Ⅰ C</td><td>**一人歩き**
（12 ～
14 か月）</td><td>他の児に興味を示す</td><td>1～2 語文</td></tr>
<tr><td>3 歳</td><td>歯冠の完成</td><td>EDCBA|ABCDE
EDCBA|ABCDE
20 本</td><td>Ⅱ A</td><td>片足立ち</td><td>**自我の芽生え**
第一反抗期</td><td>理解語の数が急増し文章に</td></tr>
<tr><td>6 歳</td><td>萌出</td><td>6EDCBA|ABCDE6
6EDCB1|1BCDE6</td><td>Ⅱ C</td><td></td><td>5 歳で**情動の分化**が成人と**同等**</td><td>5 ～ 6 歳で発音がほぼ完成</td></tr>
<tr><td>12 歳</td><td>歯根完成
（9～10 歳）</td><td>7654321|1234567
7654321|1234567</td><td>Ⅲ C</td><td></td><td></td><td></td></tr>
</table>

発育の原則

・一定の順序で進行する．

　定頸→寝返り→お座り→一人立ち

・一定の方向がある．

　頭→足（頭尾方向），中心→末梢（近遠方向），粗大→微細

・連続的に進行するが常に一定の速度ではなく，臓器や年齢で異なる．

　例：思春期の成長加速現象

・発育には最適期（臨界期）がある．

・個体差がある．

Chapter 2
歯の発育と異常

Check Point

- ヒトの歯の発育段階（Schour & Massler）の表を覚える.
- 歯の異常に関する問題は原因，色，出現部位を問われる.
- 口腔内写真から原因や疾患名を問う問題が多い.

Ⅰ．歯の発育

A 歯の発生

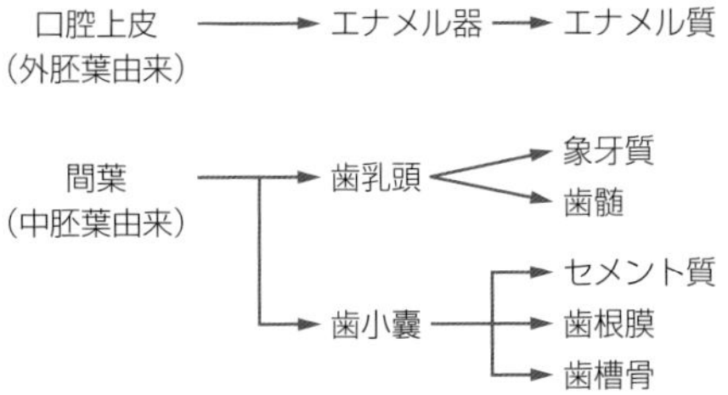

B 年齢的発育　次頁表を参照.　よくでる

歯の発育について表のすべての数値を覚える.

頻出は以下の項目

- 乳歯歯胚形成の開始は胎生 7 週
- 乳歯硬組織形成（石灰化）の開始は胎生 4 ～ 6 か月
- 乳歯歯冠完成は最も遅い E で生後 10 ～ 11 か月
- 乳歯歯根完成は最も遅い E で生後 3 年
- 出生時の歯の発育状態（永久歯では 6 の石灰化が開始する）

ヒトの歯の発育段階（上段：上顎，下段：下顎） (Schour & Massler，1940)

	歯種	歯胚形成	石灰化開始	出生時の歯冠形成量	歯冠完成	歯根完成	歯根吸収開始
乳歯	A	胎生 7 週	胎生 4～4 1/2 月	5/6 3/5	1 1/2～2 1/2 月	1 1/2 年	4 年
	B	胎生 7 週	胎生 4 1/2 月	2/3 3/5	2 1/2～3 月	1 1/2～2 年	5 年
	C	胎生 7 1/2 週	胎生 5 月	1/3	9 月	3 1/4 年	7 年
	D	胎生 8 週	胎生 5 月	咬頭融合	5 1/2～6 月	2 1/2 年	8 年
	E	胎生 10 週	胎生 6 月	咬頭頂孤立	10～11 月	3 年	8 年
永久歯	6	胎生 3 1/2～4 月	出生時	痕跡	2 1/2～3 年	9～10 年	
	1	胎生 5～5 1/4 月	3～4 月	0	4～5 年	9～10 年	
	2	胎生 5～5 1/2 月	10～12 月 3～4 月	0	4～5 年	10～11 年	
	3	胎生 5 1/2～6 月	4～5 月	0	6～7 年	12～15 年	
	4	出生時	1 1/2～2 年	0	5～6 年	12～13 年	
	5	7 1/2～8 月	2～2 1/2 年	0	6～7 年	12～14 年	
	7	8 1/2～9 月	2 1/2～3 年	0	7～8 年	14～16 年	
	8	3 1/2～4 年	7～10 年	0	12～16 年	18～25 年	

歯の萌出時期は p.27, 28 参照．脱落時期は後継永久歯の萌出時．

C 乳歯の歯根吸収

・多核巨細胞である破歯細胞が Howship 窩を形成しながら，象牙質およびセメント質を吸収する．

・吸収は継続的に進行せず，活発に歯根を吸収する活動期と休止期がある．

・歯根吸収開始部位

　下顎乳前歯：舌側面の歯根中央部～根尖部

　乳臼歯：根分岐部の根尖寄りの内側面から

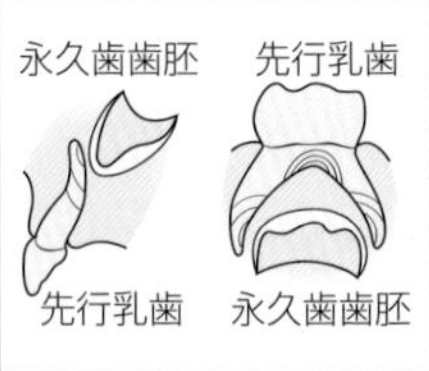

歯根吸収開始部位

・歯髄組織の変化

　歯根吸収初期：比較的正常構造を保つ．

　歯根が 1/2 吸収：吸収面に近い歯髄では歯髄細胞の減少と線維の増加，象牙芽細胞の一部消失などが生じる．

・後継永久歯が存在しなくても歯根吸収は起こる．

Ⅱ．歯の歯数，形態，構造，色調の異常

A 歯数の異常

欠如歯

①無歯症

・歯の先天欠如で，**部分性**無歯症と**全部性**無歯症がある．

・**外胚葉異形成症**（p.124 参照）や内分泌障害，妊娠中の感染，栄養障害，放射線治療や薬剤の影響などで発現する．

②少数歯欠如（系統発生学的退化現象）

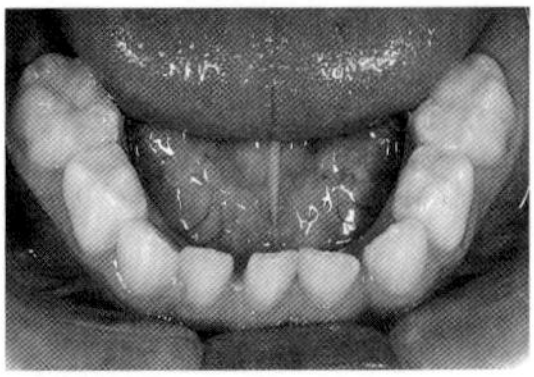

$\overline{|\mathrm{B}}$の欠如

・乳歯では上下顎**乳側切歯に多く**，**後継永久歯の欠如**を伴うことが多い．

・永久歯では第三大臼歯を除いて，$\overline{5} > \overline{2} > \underline{5} > \underline{2}$の順に多い．

・後継永久歯が欠如し乳歯が晩期残存すると，低位乳歯（p.25 参照）となることがある．

過剰歯

・乳歯にはまれ．男児＞女児

・歯冠形態：円錐状，栓状，蕾状

> 唇顎口蓋裂児は乳歯過剰歯の発現頻度が高い（p.154 参照）．

・発生部位は上顎前歯部（50 ～ 90%）が多い．

・上顎正中部の過剰歯を**正中歯**という．その他の部位では，臼傍歯（大臼歯近心頬側），臼後歯（第三大臼歯後方）がある．

・萌出方向は順生（約 50%），逆生（30 ～ 40%），水平（約 10%）があり，永久歯過剰歯の 3/4 は埋伏する．

・過剰歯により**正中離開**，歯列不正（捻転，転位），正常歯の埋伏や歯根吸収などが生じる．

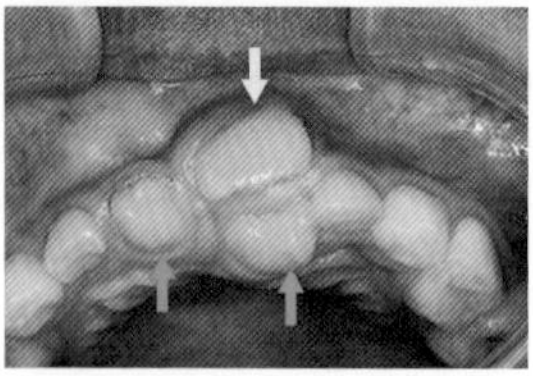

過剰歯⬆による⌊1⇧の転位

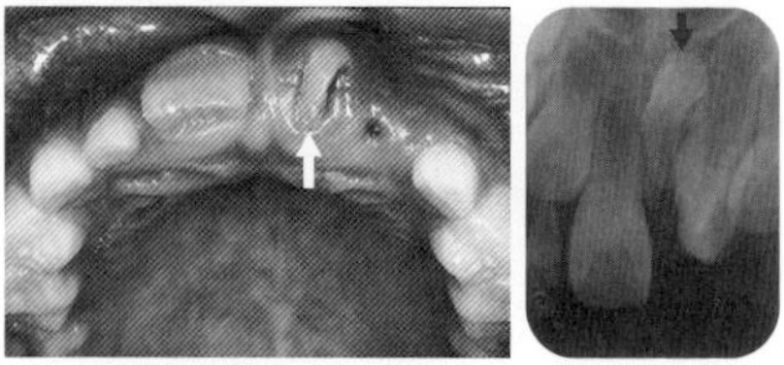

逆生埋伏過剰歯⬆による⌊1⇧の捻転

B 形態の異常

歯冠の異常

①異常結節

切歯結節：上顎切歯の舌側の基底結節が異常に発育したもの
基底棘，**棘突起**ともよばれる．

プロトスタイリッド：下顎大臼歯，まれに下顎乳臼歯の近心頬側にみられる突起状の結節

Carabelli(カラベリー)結節：上顎臼歯の近心舌側咬頭の舌側にみられる結節

中心結節：主に小臼歯の咬合面中央部にみられる円錐状の過剰結節
下顎第一・二小臼歯に好発
結節内に歯髄があり，破折により根尖性歯周炎を招くことがある．

臼傍結節：上下顎臼歯の頬側面に出現する結節

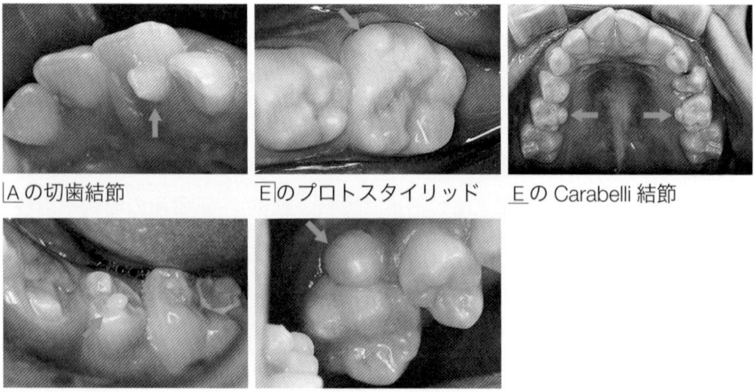

⌊Aの切歯結節　E⌉のプロトスタイリッド　⌊Eの Carabelli 結節

⌈5の中心結節　6⌋の臼傍結節

②癒合歯：2歯ないし数歯の歯胚が癒合したもの

癒合歯：象牙質で合体．癒合した時期によるが，歯髄腔も合一していることもある．下顎乳側切歯と乳犬歯，下顎乳中切歯と乳側切歯に多く，半数は後継永久歯が1歯欠如する．

癒着歯：セメント質の増殖により結合したもの．歯髄腔はそれぞれ分離している．

双生歯：正常歯と過剰歯の歯胚が結合したものか，1つの歯胚が2つに分裂したもの．通常は単一の歯根と根管である．

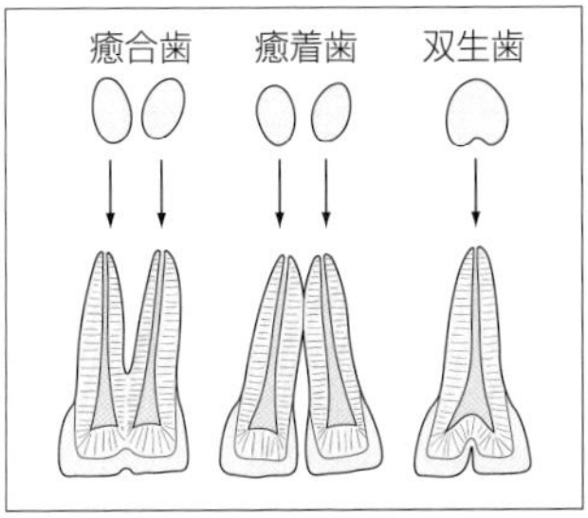

癒合歯，癒着歯，双生歯の模式図

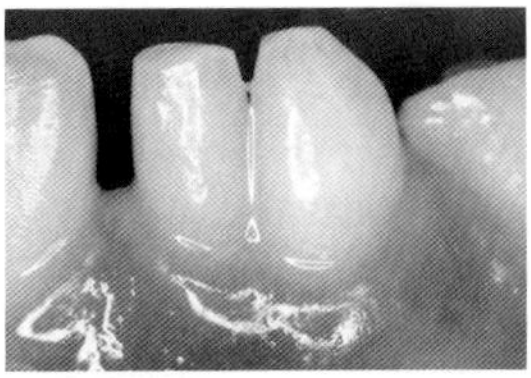

BC の癒合歯

③巨大歯：上顎中切歯に認められ，乳歯にはまれである．

④矮小歯：上顎側切歯によく認められ，円錐や栓状の形態を示す．

Down 症候群(p.128 参照)や**外胚葉異形成症**に多く認められる．

⑤ Hutchinson（ハッチンソン）歯

：先天性梅毒による．上顎中切歯切縁に浅い半月状の切痕が認められる．

先天性梅毒

- 母親から胎盤を通過して梅毒トレポネーマが感染する．
- 学童期以降に骨，歯，中枢神経系の遅発性がみられる．
- Hutchinson の三徴候：実質性角膜炎，内耳性難聴，Hutchinson 歯
- 臼歯の形成不全歯は Moon 歯，Fournier 歯，桑実状臼歯とよばれる．

⑥歯内歯：歯冠象牙質の一部がエナメル質とともに歯髄腔内に陥入したもので，上顎側切歯部に多い．

歯髄腔の異常

①タウロドント（長胴歯）：臼歯の歯根が短く，内部歯髄腔が広がる長胴な歯．下顎第一乳臼歯に多く出現する．

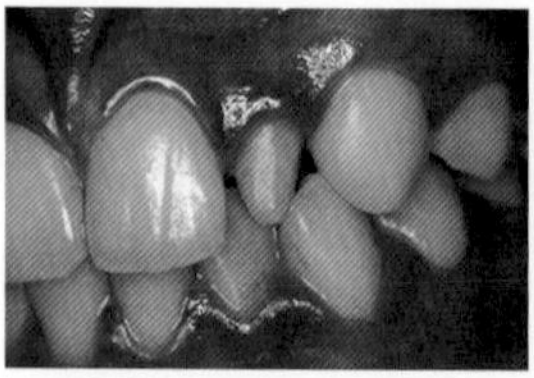
⌊2の栓状矮小歯

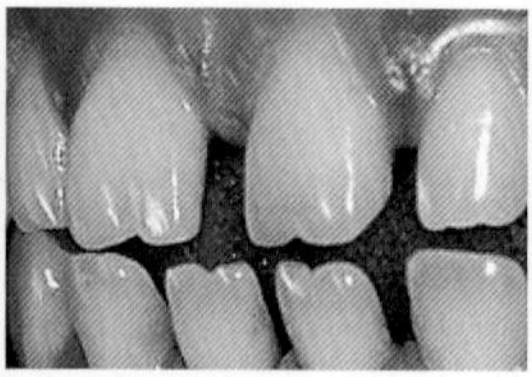
Hutchinson 歯

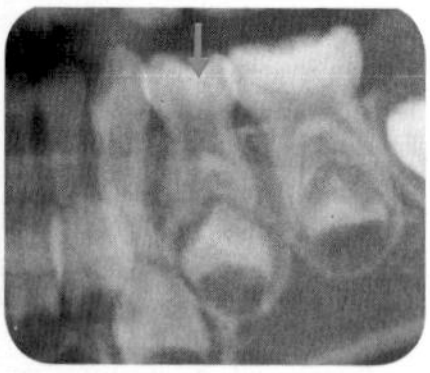
⌈Dのタウロドント

歯数の異常と形態の異常の出現頻度

歯数の異常	欠如歯	・1～2歯の欠如	乳　歯：0.2～2.5%（1%程度の報告が多い） 永久歯：3～10%
		・無歯症	きわめてまれ（主に遺伝性疾患）
	過剰歯	口腔診査で0.2～0.8%　乳歯真性過剰歯はきわめてまれ（0.1%） エックス線検査も含め，上顎前歯部が全体の50～90%を占める	
		・正中部の過剰歯	・エックス線検査による上顎前歯部の出現頻度は1～3% ・上顎前歯部の60～80%が埋伏過剰歯 ・上顎前歯部過剰歯の萌出（歯軸）方向 ①順生：約50%　②逆生：30～40%　③水平：約10%
形態の異常	歯冠の異常	・巨大歯	きわめてまれ
		・矮小歯（栓状歯・円錐歯）	乳　歯：0.3% 永久歯：1～5%
		・切歯結節	4～5%
		・中心結節	下顎第二小臼歯（約4%）
		・Carabelli 結節	乳　歯：上顎第二乳臼歯（10～25%） 永久歯：上顎第一大臼歯（20～40%）， 上顎第二大臼歯（1～4%）
		・臼傍結節	上顎大臼歯（0.2～0.4%） 〔※下顎大臼歯（プロトスタイリッド）を除く〕
		・プロトスタイリッド	下顎大臼歯（1～8%）
	歯の癒着	癒合歯（癒着歯などを含む）	乳　歯：1～5% 永久歯：0.2～0.3% 乳歯癒合歯の場合の後継永久歯欠如の頻度は40～50%
	歯根・歯髄腔の異常	タウロドント（長胴歯）	乳臼歯：0.5～1.6% 全体の約70%が下顎第一乳臼歯

C 構造の異常

エナメル質の異常

①エナメル質形成不全症

・組織分化期のエナメル芽細胞に障害が起こる遺伝性疾患である.

・形成不全型，未成熟型，低石灰化型に分類される.

・全顎的な歯の色調異常

・冷温刺激に過敏になることもある.

②エナメル質減形成および低石灰化

・エナメル質の基質および石灰化の障害である.

新産線は出生時に現れる低石灰化帯で，出生時に石灰化が行われている乳歯全歯と第一大臼歯（約20％出現）に認められる.

	全身的	局所的
原　因	栄養障害，ビタミン欠乏，内分泌障害，先天性梅毒，フッ素（歯のフッ素症など）	外傷，炎症，放射線照射など
発現部位	左右同名歯の同じ部位	左右非対称
歯の障害	歯のフッ素症など	Turner 歯など

MIH（Molar Incisor Hypomineralization）

・第一大臼歯と切歯に限局したエナメル質形成異常を生じる疾患

・左右非対称な白濁や変色（黄色・褐色）を認める.

・歯面は粗造で，実質欠損を生じることもある.

・原因は不明．出生前後の母体や乳幼児期の環境との関連や，ビタミンD 欠乏やフッ化物の利用状況などが原因として考えられている.

歯のフッ素症

・歯の形成期間中に**フッ化物**含有の飲料水を過剰摂取した場合に認める，地域性の慢性エナメル質減形成（フッ素濃度 1 ～ 2 ppm 以上）

・歯冠表面が白濁した模様を呈し，一般に齲蝕罹患率が低い.

Turner（ターナー）歯

・先行乳歯の根尖病巣部**（根尖性歯周炎）**により生じた**エナメル質減形成**

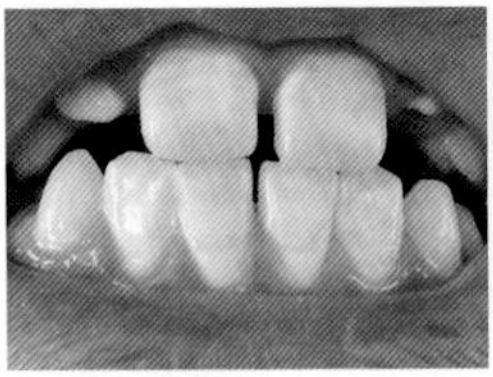

歯のフッ素症

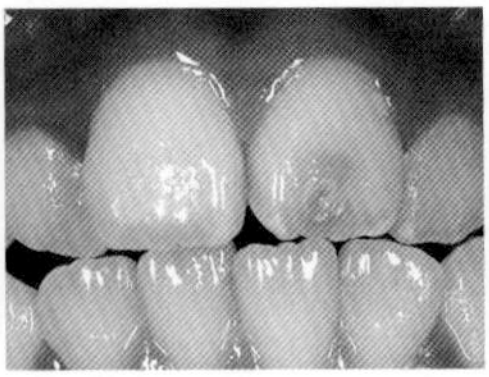

└1 の Turner 歯

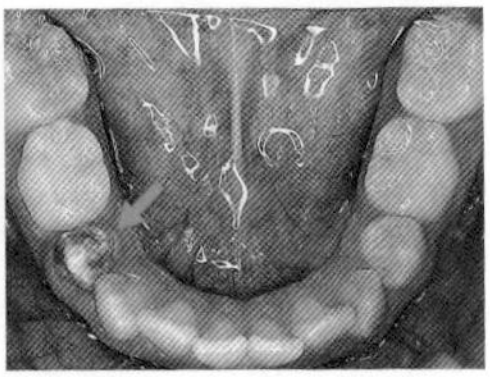

4┐の Turner 歯

象牙質の異常

①象牙質形成不全症

・原因は象牙質シアロリン酸タンパク質（DSPP）遺伝子の突然変異である.

・骨形成不全症患者の歯と症状が酷似する.

・歯冠色は**オパール様色沢**である.

・歯の**咬耗**が顕著である.

・エックス線検査では**歯髄腔や根管の狭窄**を認める.

②象牙質異形成症

・原因は DSPP 遺伝子の変異で，象牙質にのみ形成異常を認める遺伝性疾患で，Shield はⅠ型とⅡ型に分類している.

・エックス線検査では歯髄腔ならびに根管の狭窄を認める.

D 色調の異常

内因性の色調異常

重症新生児黄疸，先天性胆道閉鎖症	緑色（血中ビリルビンの沈着）
新生児メレナ	青色（新生児ビタミン K 欠乏による出血性疾患）
胎児赤芽球症	緑色（新生児期に溶血をきたす，母子間の血液型不適合）
先天性ポルフィリン症	赤色・赤褐色（ウロポルフィリノーゲンイソメラーゼ欠損）
エナメル質石灰化不全	乳白色
エナメル質減形成	褐色
象牙質形成不全症	透明度のある灰褐色，オパール様色沢
テトラサイクリン系抗菌薬の長期服用	黄色から褐色（エナメル質減形成を伴うことあり）
歯髄壊死	灰褐色

黄疸：溶血が起こり増加したビリルビンが，皮膚や白目の部分に蓄積した状態．新生児期では光線療法で治療する．
歯髄壊死：外傷後，歯髄内出血によるヘモグロビンの影響で淡い紅色となり，数週間で壊死に陥ると灰褐色に変色．壊死せず石灰化することもあり，その際歯冠の透明性は低下し黄色を呈する．

外因性の色調異常

①食品用色素，②ポリフェノール（お茶のタンニンもその一種），
③フッ化ジアンミン銀，④黒色色素産生菌

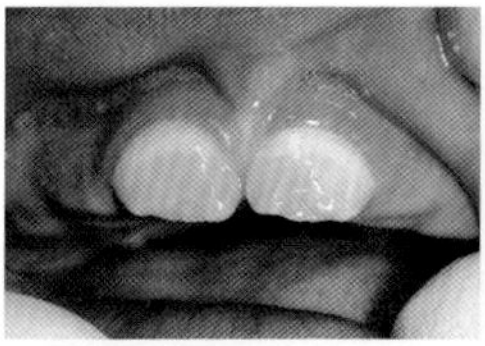
重症新生児黄疸

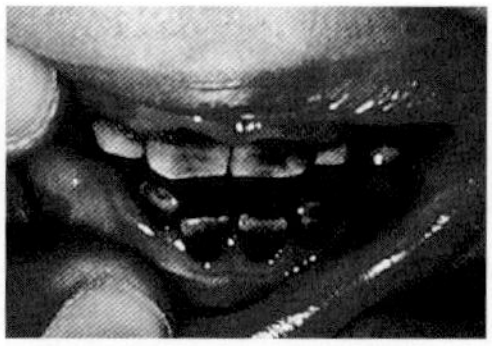
新生児メレナ

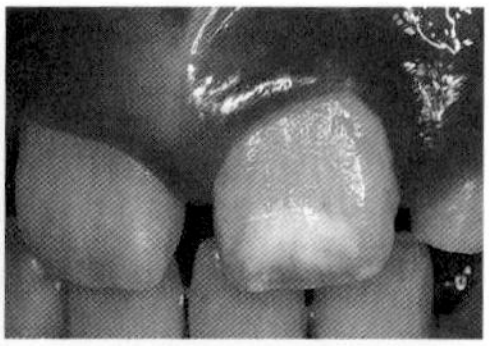
|1 のエナメル質石灰化不全

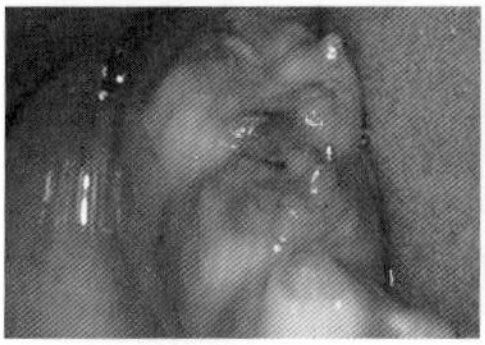
エナメル質減形成

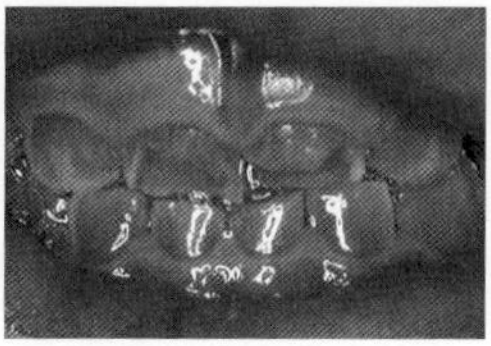
象牙質形成不全症

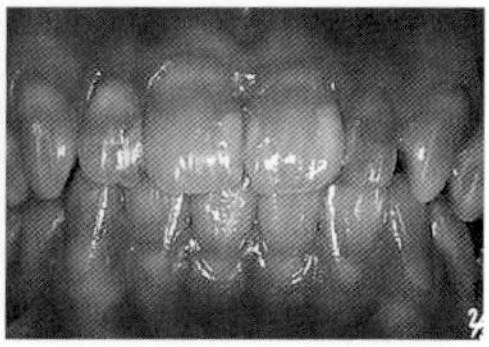
テトラサイクリン系抗菌薬の長期服用

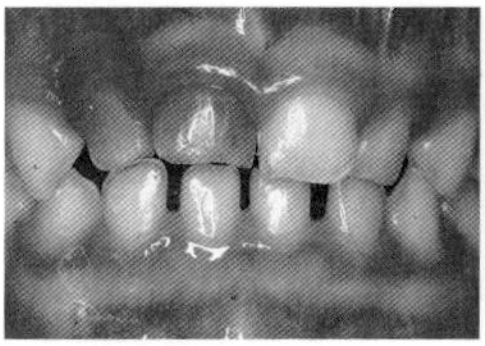
BA|の歯髄壊死

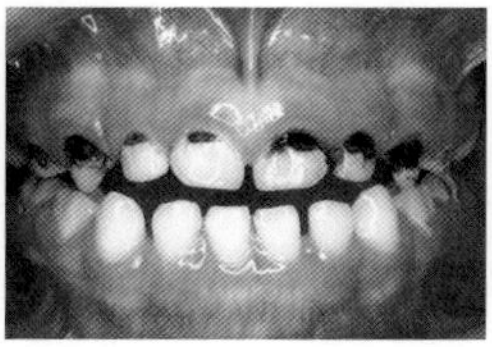
フッ化ジアンミン銀

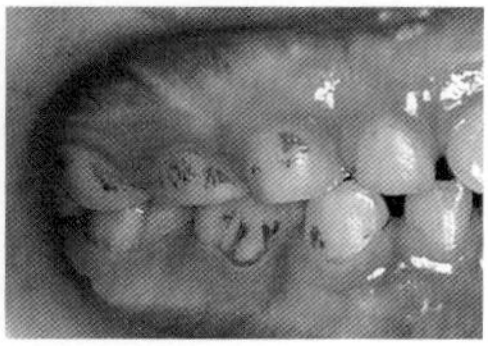
黒色色素産生菌による色素沈着

コラム②：HSPMとは…？

永久歯に生じるMIHだけでなく，乳歯，特に第二乳臼歯に形成不全がみられるケースはHSPM（Hypomineralized Second Primary Molars）とよばれる．ヒトの歯の発育段階（p.16，裏表紙参照）から，1，2や6，Eの石灰化の期間は重なっていることがわかる．そのためⅡA期にHSPMを確認した場合には，MIH併発の可能性も視野に入れてⅡC，ⅢA期の歯列をしっかり診察することを忘れずに！

Ⅲ．歯の萌出の異常

A 萌出時期の異常

①早期萌出

先天歯 { **出産歯**：出生時にすでに萌出している歯
　　　　　新生（児）歯：生後1か月以内に萌出する歯

・先天歯には乳歯が早期萌出した場合と，過剰歯の場合がある．

・発現頻度は0.1％で，下顎乳中切歯部に左右対称に認められる．

②萌出遅延（晩期萌出）

・歯の萌出は個人差が大きい．

・乳歯の萌出開始時期が平均より1年以内の場合は正常範囲と考える．

萌出遅延の原因

全身的原因	局所的原因
1. 内分泌異常（先天性甲状腺機能低下症，副甲状腺機能低下症，下垂体機能低下症）	1. 歯胚の位置異常や形成異常
2. くる病	2. 歯肉の肥厚
3. Down 症候群	3. 萌出余地の不足
4. 先天性梅毒	4. 先行乳歯の晩期残存
5. 鎖骨頭蓋骨異形成症	5. 先行乳歯を早期抜歯した場合の永久歯
6. 軟骨異栄養症	6. 小帯の異常
7. Turner 症候群	7. 歯牙腫，濾胞性歯嚢胞

③早期脱落

・低ホスファターゼ症：乳歯の早期脱落

・先天性掌蹠角化症（Papillon-Lefèvre 症候群）：乳歯，永久歯の早期脱落

B 萌出方向の異常

異所萌出：本来萌出すべき位置以外に萌出するもの

・好発部位は第一大臼歯（2～3％，上顎＞下顎），上顎犬歯，下顎切歯，上顎中切歯に多い．

・原因は永久歯胚の位置異常，顎骨と歯の大きさの不調和，過剰歯，乳歯の晩期残存など

・上顎第一大臼歯の異所萌出は第二乳臼歯の歯根吸収を引き起こし，早期脱落させることがある．

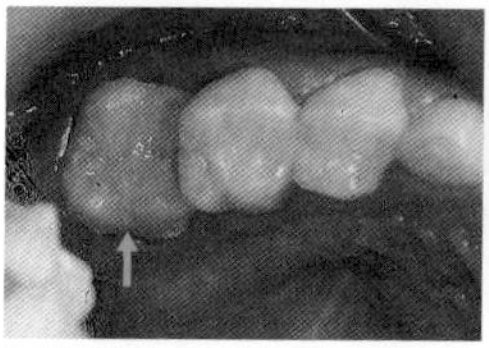

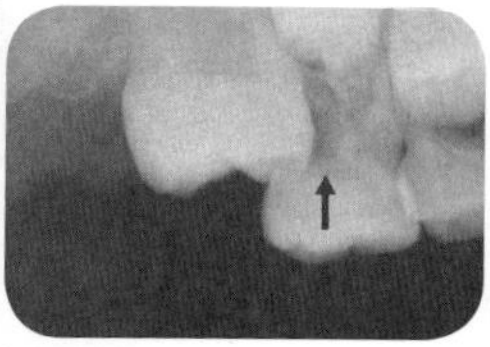

6|異所萌出↑によるE|↑の歯根吸収

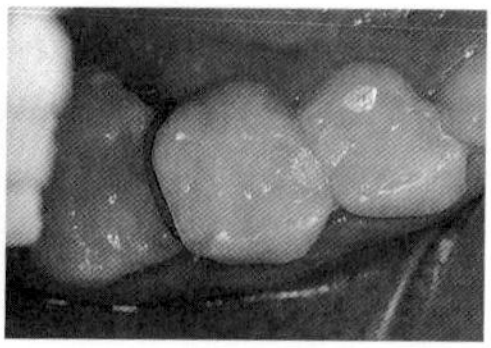

セパレートエラスティックによる萌出方向の改善

C 萌出量の異常

①低位乳歯：乳歯が咬合平面に達していない場合，または咬合平面に達した乳歯が何かの原因で咬合平面より低位状態になったもの

・発現頻度は日本人で1.3%，上顎＜下顎

・好発部位は下顎第一乳臼歯，下顎第二乳臼歯である．

・原因は不明だが，遺伝的要因，**後継永久歯の欠如**，隣接歯の機械的障害，乳歯の外傷，**乳歯根の骨性癒着**などが考えられる．

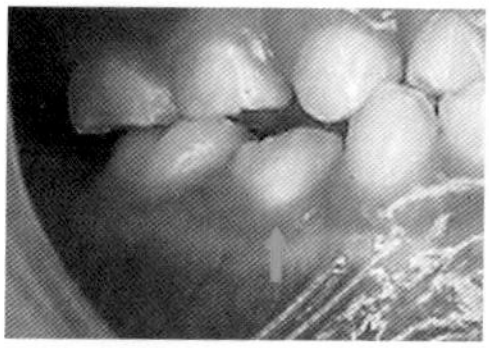

D|の低位乳歯

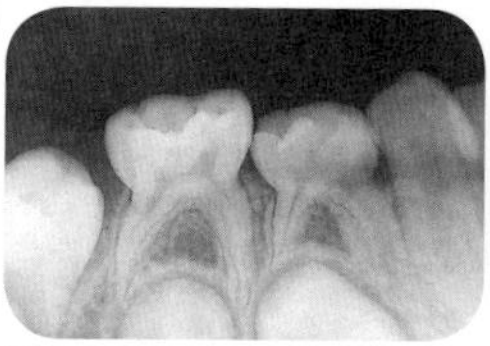

D|の近心根の骨性癒着

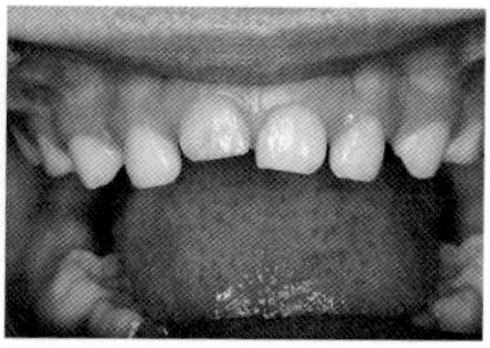

A|外傷による低位化

②埋伏：一定の萌出時期を過ぎても歯冠が萌出せず，口腔粘膜下や顎骨内に位置するもの．一部だけ萌出するものを半埋伏という．

・発現頻度：乳歯＜永久歯

・乳歯では乳臼歯部に，永久歯では第三大臼歯，犬歯，第二小臼歯の順に多い．

・多数の埋伏歯を伴う場合は全身疾患も疑う．

全身的原因：鎖骨頭蓋骨異形成症，重度のくる病，重度の甲状腺機能低下症など

局所的原因：歯根形成の遅延や障害，萌出余地の不足，乳歯の早期喪失による両隣在歯の傾斜，乳歯の晩期残存，外傷による歯槽骨の発育不全，**歯牙腫**，濾胞性歯嚢胞など

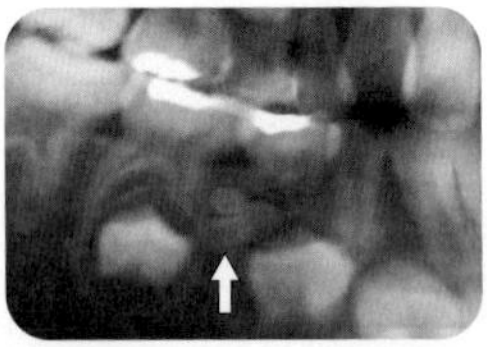

歯牙腫⇧

Ⅳ．まとめ

発育段階	障害の特徴	発育不全（上段） 発育過剰（下段）
歯胚形成開始期 （口腔上皮から歯胚が発生）	歯数の異常	欠如歯
		過剰歯
増殖期 （歯胚の細胞が増殖）		
		濾胞性歯嚢胞，エナメル上皮腫
組織分化期 （歯乳頭，歯小嚢が形成され，エナメル芽細胞，象牙芽細胞が分化）	構造の異常	エナメル質形成不全症， 象牙質形成不全症
形態分化期 （将来の歯冠，歯根の大きさ，外形が決定）	形態の異常	矮小歯，Hutchinson 歯，タウロドント
		癒合による巨大歯，異常結節，過剰歯根
添加期 （エナメル質，象牙質に基質が添加）	量の異常	エナメル質減形成
		歯牙腫
石灰化期 （基質の成熟，硬化）	硬さの異常	石灰化不全，歯のフッ素症
萌出期 （歯が顎骨内から口腔内に移動）	萌出の異常	萌出遅延，低位乳歯，埋伏歯
		不正咬合
咬耗期 （対合歯との間で咬耗）	咬耗の異常	過少咬耗
		過剰咬耗

Chapter 3
歯列と咬合の成長発育

Check Point

- まず「Hellman の歯齢」を暗記する．
- 一般問題では，各歯列期の特徴や空隙の有無による咬合の推移を予想させる応用問題が出題されている．
- 視覚素材を用いた問題を解答する際の基礎となる重要な部分である．

I．萌出時期と順序

乳歯

乳歯の萌出時期

$\frac{C}{C}$を除き性差なし

（平均±標準偏差）

歯種		男	女
上顎	A	9 か月 ± 2 か月	9 か月 ± 2 か月
	B	11 か月 ± 2 か月	11 か月 ± 2 か月
	C	1 歳 5 か月 ± 3 か月	1 歳 6 か月 ± 3 か月
	D	1 歳 4 か月 ± 3 か月	1 歳 4 か月 ± 3 か月
	E	2 歳 6 か月 ± 5 か月	2 歳 6 か月 ± 4 か月
下顎	A	7 か月 ± 2 か月	8 か月 ± 2 か月
	B	1 歳 ± 3 か月	1 歳 ± 2 か月
	C	1 歳 5 か月 ± 3 か月	1 歳 6 か月 ± 3 か月
	D	1 歳 4 か月 ± 2 か月	1 歳 4 か月 ± 3 か月
	E	2 歳 3 か月 ± 4 か月	2 歳 3 か月 ± 4 か月

（日本小児歯科学会，2019）

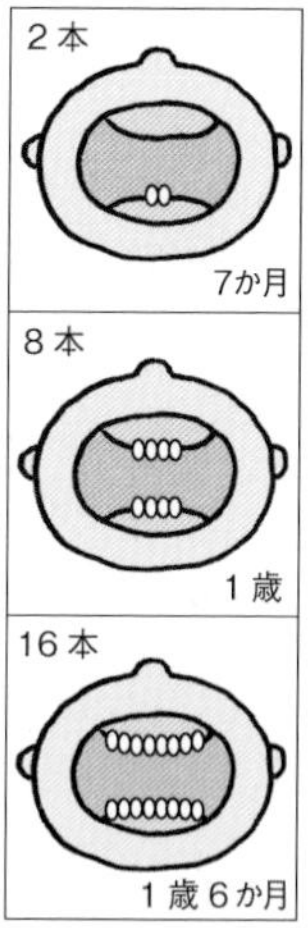

上顎		A	B		D	C		E
下顎	A			B	D	C	E	
	↑ 7 か月			↑ 1 歳		↑ 1 歳 6 か月		↑ 2 歳 6 か月

乳歯の萌出順序
（日本小児歯科学会，2019）

永久歯

永久歯の萌出時期

(平均±標準偏差)

歯種		男	女
上顎	1	7歳 2か月 ±8か月	6歳11か月 ±8か月
	2	8歳 4か月 ±10か月	7歳11か月 ±9か月
	3	11歳 ±1歳2か月	10歳 3か月 ±1歳1か月
	4	10歳 4か月 ±1歳3か月	10歳 ±1歳1か月
	5	11歳 9か月 ±1歳5か月	11歳 6か月 ±1歳5か月
	6	7歳 3か月 ±1歳4か月	7歳 1か月 ±1歳3か月
	7	13歳 3か月 ±1歳2か月	13歳 ±1歳3か月
下顎	1	6歳 3か月 ±9か月	6歳 ±7か月
	2	7歳 3か月 ±1歳	7歳 ±9か月
	3	10歳 3か月 ±1歳	9歳 6か月 ±9か月
	4	10歳 5か月 ±1歳1か月	10歳 1か月 ±1歳
	5	11歳 8か月 ±1歳4か月	11歳 8か月 ±1歳5か月
	6	6歳 8か月 ±10か月	6歳 3か月 ±9か月
	7	12歳 6か月 ±1歳4か月	12歳 6か月 ±1歳4か月

(日本小児歯科学会，2019)

$\frac{567}{57}$を除き性差あり(女児のほうが萌出が早い)

男児	上顎			1	6		2		4		3		5		7
	下顎	1	6		2			3		4		5		7	
女児	上顎			1		6	2		4		3	5			7
	下顎	1	6		2			3		4			5	7	

永久歯の萌出順序　(日本小児歯科学会，2019)

歯種の分類　前歯：1，2，3
切歯：1，2
側方歯：3，4，5

・永久歯の萌出は，先行乳歯の早期喪失や晩期残存などの影響を受ける．

・側方歯群は萌出順序の変異が多い．

・女児のほうが萌出は早い傾向である．

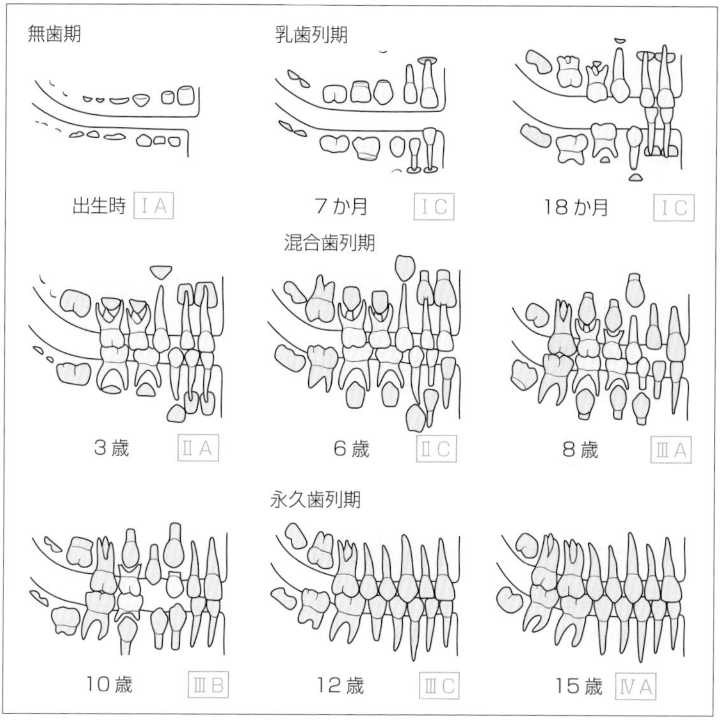

日本人小児の歯列・咬合の発育図表　（日本小児歯科学会，2019．改変）

Ⅱ．歯列と咬合の変化

A 無歯期（ⅠA）

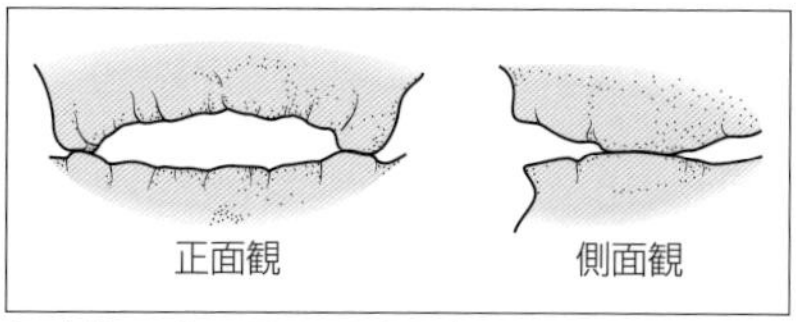

無歯期の上下顎の咬合関係

・出生～生後 8，9 か月くらいまで

・下顎は上顎に対して遠心に位置し，閉口時は上下顎後方部のみで接触する．

・前方部空隙は**顎間空隙**とよばれ，哺乳に役立っている．

・乳児型の嚥下では舌を前方に突出しながら吸啜する．

・嚥下時に上下顎が接触することはない．

・上下顎は生後6～8か月にかけて前方部幅径が増大する．

B 乳歯列期（ⅠC，ⅡA）

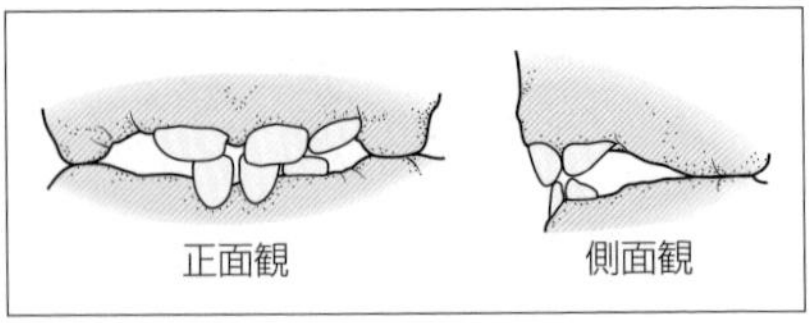

乳歯列期（ⅠC）の上下顎の咬合関係

・生後8～9か月に下顎乳中切歯が萌出を開始
（第二乳臼歯が萌出まで＝ⅠC：**乳歯咬合完成前**）．

・上下乳切歯（AB）が垂直的に対咬すると（1歳），下顎運動は制限され垂直方向の下顎位が決定

・乳歯咬合安定期：
　3歳頃（第二乳臼歯萌出・咬合）から
　6歳頃（下顎中切歯や第一大臼歯の萌出）まで
（ⅡA：**乳歯咬合完成期**）

1）生理的歯間空隙

霊長空隙：上顎乳犬歯の近心，下顎乳犬歯の遠心に認める空隙

→乳歯と永久歯の交換に利用され，上下顎第一大臼歯の咬合を調整する役割を果たす．

発育空隙：乳歯列における霊長空隙以外の歯間空隙
上顎乳切歯部では永久切歯萌出に伴い出現する．

乳歯列歯間空隙の出現率（%）

歯間空隙の種類	上顎	下顎
霊長空隙のみ	2.5	7.6
発育空隙のみ	2.5	12.0
霊長空隙および発育空隙	**91.8**	**70.9**
空隙のないもの	3.2	9.5

（日本小児歯科学会，1993）

乳歯列では閉鎖型歯列弓に比べ，**空隙型歯列弓**が多い．

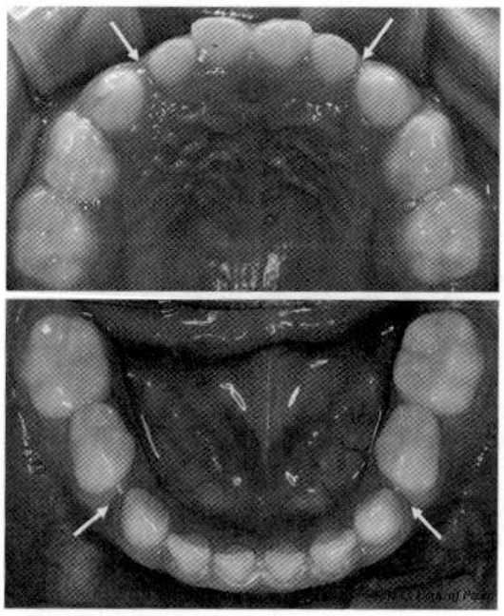

霊長空隙（⇧）

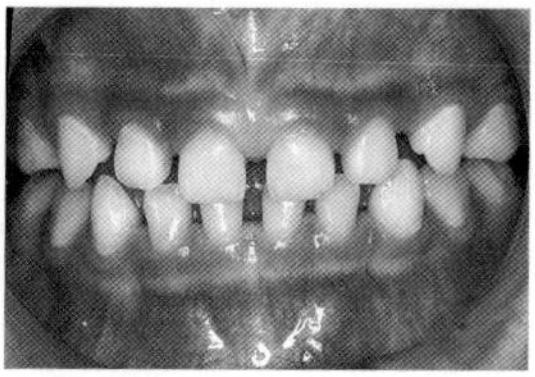

発育空隙

2）乳臼歯の咬合関係

ターミナルプレーン：中心咬合位での上下顎第二乳臼歯遠心面の近遠心的位置関係を示す．第一大臼歯は第二乳臼歯遠心を誘導面として萌出するため，第一大臼歯の初期の咬合関係に影響する．乳歯咬合関係の診査基準となり，3 型に分類される．

垂直型（vertical type）	上下顎歯の遠心面が同一平面にあるもの
近心階段型（mesial step type）	下顎歯の遠心面が上顎のそれよりも近心位にあるもの
遠心階段型（distal step type）	下顎歯の遠心面が上顎のそれよりも遠心位にあるもの

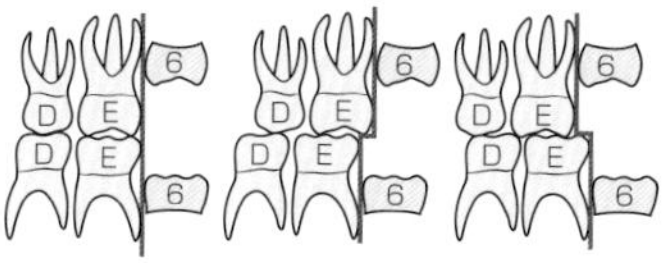

垂直型　近心階段型　遠心階段型

ターミナルプレーン模式図

ターミナルプレーンの出現率（%）

両側	**垂直型**	**77.8**
	近心階段型	3.2
	遠心階段型	3.8
片側（混合型）	垂直型 近心階段型	5.7
	垂直型 遠心階段型	9.5

（日本小児歯科学会，1993）

3）乳歯列弓の特徴

・歯列弓の形態は上顎が半円形，下顎が半楕円形

・幅径は乳歯列期にわずかに増加する（特に乳臼歯部）．

・歯列弓長径は全体的に減少傾向

・歯列弓周長はほとんど変化しない．

・切歯歯軸角：乳切歯（約 150°）＞永久歯（約 123°）（p.35 参照）

・乳切歯の垂直被蓋（オーバーバイト）は乳歯列後期に咬耗で減少する．

　→下顎が前進する．

・臼歯部は垂直に植立し，Spee の彎曲も少ない．

・1 歯対 1 歯の咬合は，下顎中切歯と上顎第二乳臼歯である．

C 混合歯列期（Ⅱ C，Ⅲ A，Ⅲ B）

1）第一大臼歯の萌出と咬合

・第一大臼歯萌出経路（Ⅱ C，Ⅲ A）は，上顎は上顎結節部で咬合面を後下方向に萌出し，下顎は顎角部で咬合面を上方に向けて萌出する．

・上顎は頬側方向に，下顎は舌側方向に萌出する．

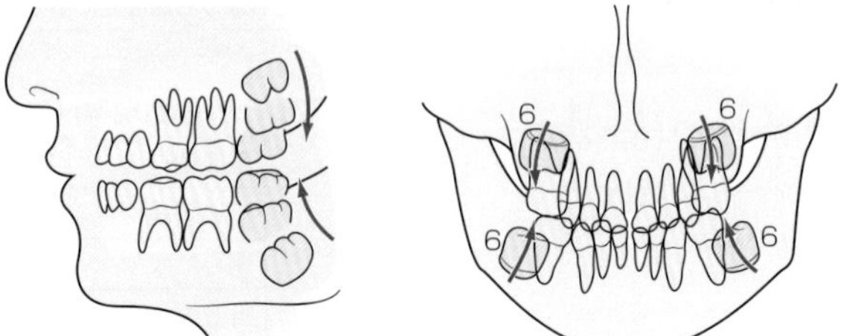

第一大臼歯の萌出経路

第一大臼歯の咬合に影響する因子

ターミナルプレーン　リーウェイスペース　生理的歯間空隙

乳歯の咬耗　上下顎骨の成長　乳歯歯冠の崩壊　乳臼歯の早期喪失

2）第一大臼歯の咬合成立の考え方

early mesial shift：ターミナルプレーンが垂直型で空隙がある場合，下顎第一大臼歯の萌出力によって空隙が短縮し，第一大臼歯の正常咬合が確立する．

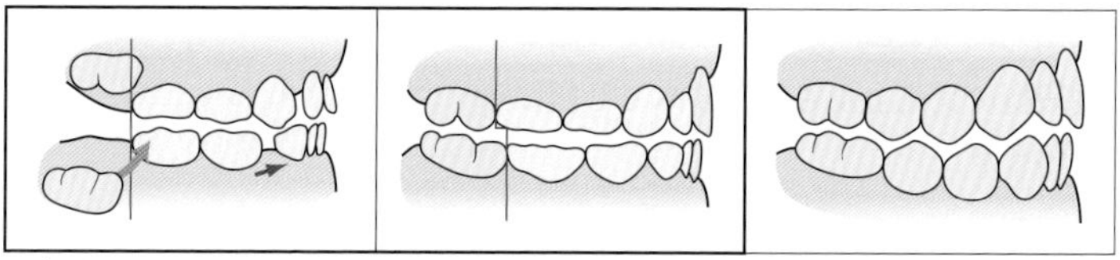

5 歳時　7 歳時　13 歳時

late mesial shift：ターミナルプレーンが垂直型で閉鎖型歯列の場合，側方歯交換後にリーウェイスペースを利用して第一大臼歯の正常咬合が確立する．

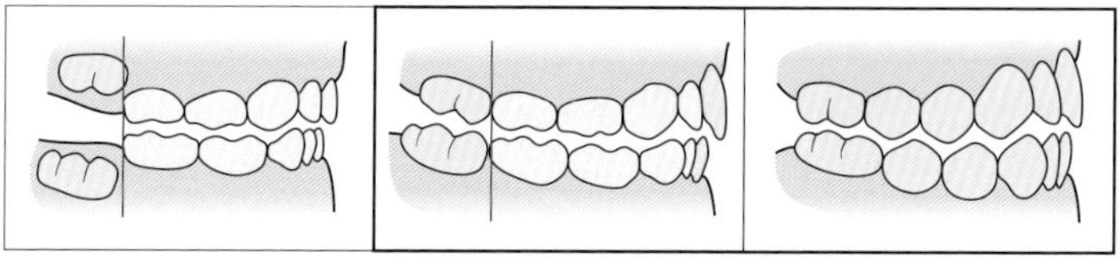

5 歳時　7 歳時（第一大臼歯の初期咬合）　13 歳時（側方歯の交換終了時）

ターミナルプレーンと霊長空隙，リーウェイスペースの関係

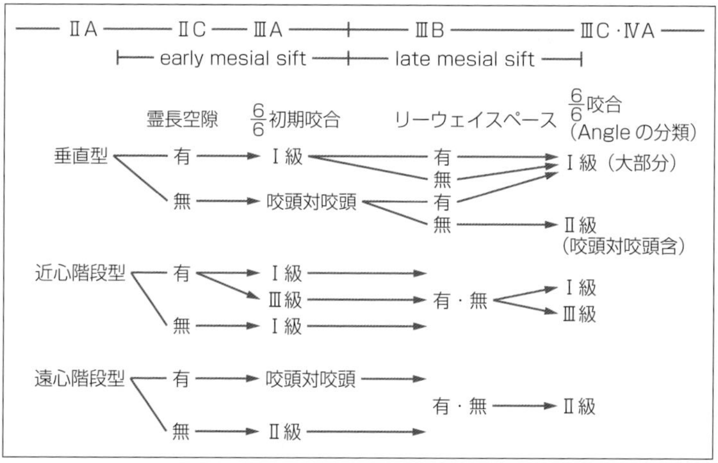

乳歯列から永久歯列への推移

- 乳歯列期（ⅡA）に垂直型で，ⅡC～ⅢBに近心階段型に変化したものはⅠ級に移行する．
- **乳歯列期（ⅡA）ならびにⅢAで遠心階段型に変化したものはすべてⅡ級に移行する．**
- 乳歯列期（ⅡA）で近心階段型ではⅠ級またはⅢ級に移行する．

ターミナルプレーンと第一大臼歯の咬合との関係

永久歯 ＼ 乳歯	Angleの分類（%）		
	Ⅰ	Ⅱ	Ⅲ
近心階段型	49	9	42
垂直型	67	33	0
遠心階段型	0	100	0

（鍋田ら，1982．改変）

3）切歯の交換（ⅢA）

水平交換

：下顎永久切歯は乳切歯の舌側から萌出する．
舌圧により唇側に移動する．

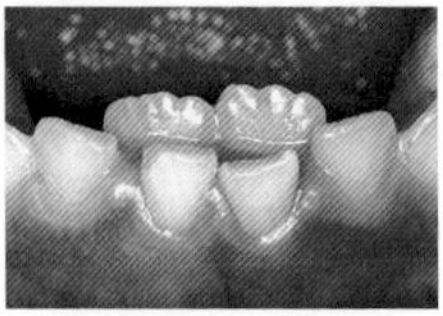

下顎前歯部の二重歯列

垂直交換

：上顎切歯の交換様式（上下顎臼歯部も同様）

切歯の大きさ：永久4切歯近遠心幅径の和＞乳4切歯近遠心幅径の和
上顎で約7mm，下顎で約5mm．永久切歯のほうが大きい．

前歯部空隙の変化：下顎側切歯と犬歯が交換する時期では，歯列空隙の総和がマイナス（叢生）となる．

切歯の排列を調整する因子

①切歯部の歯間空隙

- 有隙型は閉鎖型に比べ，正常に永久切歯が排列しやすい．
- 閉鎖型乳歯列は永久切歯が叢生になりやすい．

②乳犬歯間幅径の増大

- 永久切歯交換期，特に上顎では中切歯，下顎では側切歯が萌出する時期に，乳犬歯間幅径が約3mm増加する．

乳歯列の空隙量と永久切歯の排列との関係

	乳歯列の空隙量	永久切歯の排列良好例
上顎	6.0mm以上	86%
	3.0～6.0mm	67%
	3.0mm以下	37%
下顎	4.5mm以上	100%
	2.0～4.5mm	68%
	2.0mm以下	40%

（難波，1981）

③歯列前方長径の増加

・永久切歯は乳切歯の位置より 2～3 mm 前方に移動する.

・歯列弓周長が増加する.

④切歯歯軸の変化

・乳歯の歯軸は直立しているが,
　永久歯では唇側へ傾斜している.

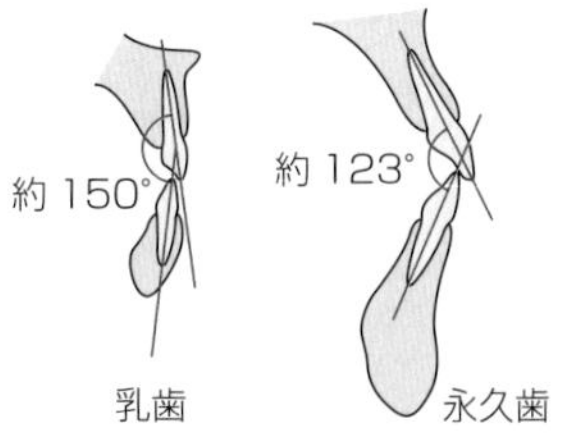

切歯歯軸角（interincisal angle)

⑤みにくいあひるの子の時代（ugly duckling stage）

・上顎切歯がハの字様に開いた前歯の交換期
　→「みにくいあひるの子の時代」(Broadbent)

・このような歯列の状態は一時的で，犬歯萌出により自然治癒することが多い.

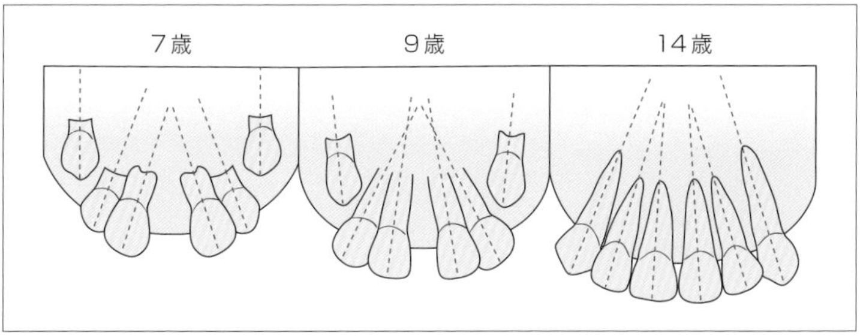

上顎前歯の萌出に伴う歯軸の変化　(Broadbent，1937)

4）側方歯群交換期（ⅢB)

・乳歯側方歯群の歯冠近遠心幅径の総和は，永久歯のそれより大きい.

C + D + E > 3 + 4 + 5

リーウェイスペース ＝ (C + D + E) － (3 + 4 + 5)

＝ **近遠心幅径の総和の差** ｛上顎：約 1 mm／下顎：約 3 mm

・ⅢBでは歯列弓幅径は増加するが，歯列弓長径と歯列弓周長は減少する.

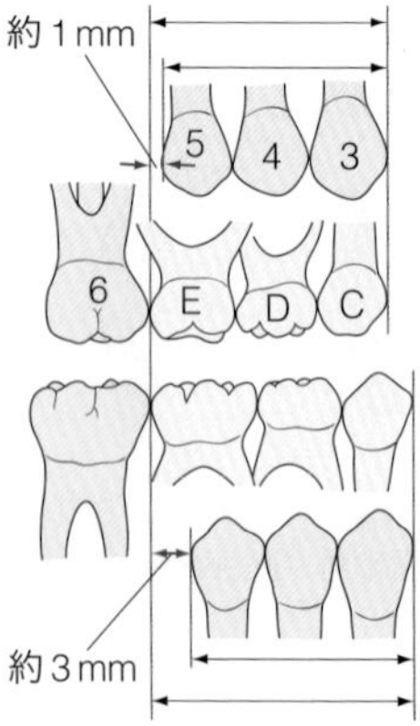

リーウェイスペース

乳歯と永久歯の近遠心幅径平均値の比較

		乳歯	永久歯
上顎	C < 3	6.81	7.89
	D = 4	7.42	7.41
	E > 5	9.54	6.92
下顎	C < 3	5.93	6.81
	D > 4	8.57	7.06
	E > 5	10.65	7.38

（単位：mm）

D 永久歯列期（Ⅲ C ～）

12 歳頃に第二大臼歯が萌出を開始（Ⅲ C）し, 上下顎が咬合する（Ⅳ A）ことで, 永久歯列（第三大臼歯を除く）が完成する.

コラム③：萌出時期と順序は変化しています

日本人小児の萌出時期・順序は, 1988 年に大規模調査の結果が報告され, 標準値として利用されてきた. しかし, 約 30 年が経過して, 食生活や生活習慣も変化しているため, 再び全国的な調査を行われた. その結果, 下顎乳中切歯の平均萌出年齢が 1 か月早くなっているなど, 30 年を隔てて乳歯と永久歯の萌出時期・順序に変化が生じていることが明らかとなっている.

Ⅲ．まとめ

歯列弓長径の減少

・第一大臼歯萌出期

・側方歯交換期および第二大臼歯萌出期

歯列弓高径の増加

・各大臼歯の萌出期（3 回）

歯列弓の変化

	長　径	幅　径	周　長
Ⅱ A	乳歯列期後半に減少*	乳犬歯間がわずかに増加 3 歳と 6 歳で差がある	変化なし
Ⅱ C Ⅲ A	第一大臼歯萌出時に減少 切歯萌出時に増大	乳犬歯間が著明に増加	増大
Ⅲ B	減少傾向	乳犬歯間は増大 乳臼歯間幅径　増大	若干減少

*6 の萌出に伴い，歯間空隙が閉鎖するため

歯列弓の大きさの変化

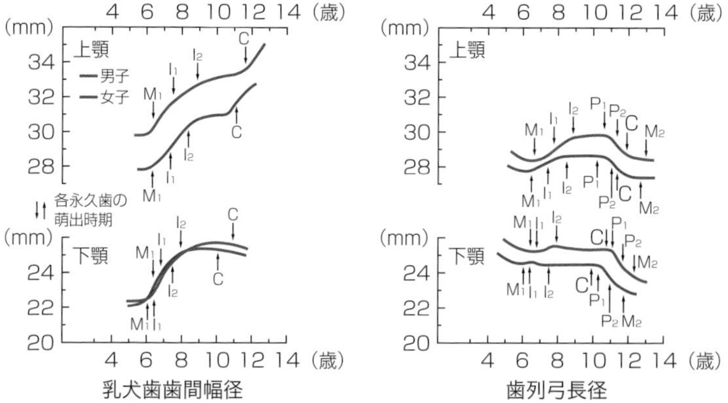

歯列の成長変化　（Moorrees，1965）

M_1：第一大臼歯，I_1：中切歯，I_2：側切歯，C：犬歯，P_1：第一小臼歯，
P_2：第二小臼歯，M_2：第二大臼歯

Chapter 4

乳歯および幼若永久歯の特徴

Check Point

- 形態学的・組織学的・物理化学的特徴は，齲蝕予防などの処置を選択する根拠に深く関係する.
- 乳歯，幼若永久歯，完成永久歯の共通点と相違点を理解する.
- 図示された乳歯の歯種を判別できるようにする.

Ⅰ．乳歯の特徴

A 形態学的特徴

歯冠

外　形：乳前歯…後継永久歯に類似
　　　　下顎第一乳臼歯…特異な形
　　　　第二乳臼歯…第一大臼歯に類似

歯冠色：白色・青白色（永久歯：黄白色）

大きさ：乳臼歯の歯冠　上顎：頬舌径＞近遠心径
　　　　　　　　　　　下顎：近遠心径＞頬舌径

比　率：歯冠長＜歯根長

歯頸部の狭窄：強く狭窄している（＝くびれている）.

咬合面観：頬舌的に狭窄している．裂溝は浅い.

接触点：乳臼歯間隣接面では高い位置で面接触する.

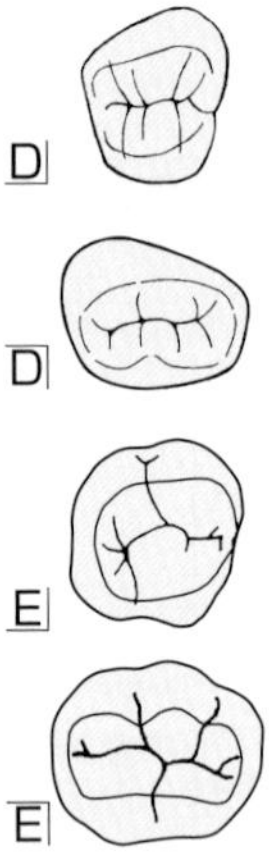

乳歯の歯冠形態

その他：**Carabelli（カラベリー）結節**は上顎第二乳臼歯，
　　　　プロトスタイリッドは下顎第二乳臼歯で発現が多い（p.18 参照）.
　　　　臼歯結節は歯帯が発達し膨隆したもので，すべての乳臼歯の近心頬側歯頸部にみられる.
　　　　トリゴニード切痕・隆線は下顎第一乳臼歯に多い.

歯根

乳臼歯の歯根は，永久歯歯胚を取り囲むように離開している．
（歯頸部の狭窄が強調される）

歯髄

歯の外形に対し歯髄腔は大きい．
髄角は突出し高位にある（$\dfrac{\mathrm{DE}}{\mathrm{E}}$ は近心頬側が，$\overline{\mathrm{D}}$ は遠心舌側が最も突出）．

乳臼歯の歯根数と根管数

	咬頭数	歯根数	根管数
$\underline{\mathrm{D}}$	3（2～4）	3	3
$\underline{\mathrm{E}}$	4	3	3
$\overline{\mathrm{D}}$	5（4～6）	2	3～4
$\overline{\mathrm{E}}$	5～6	2	3～4

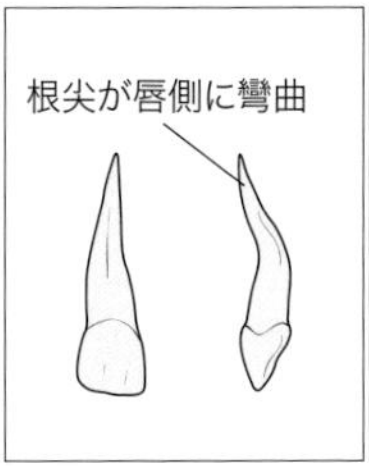

上顎右側乳中切歯

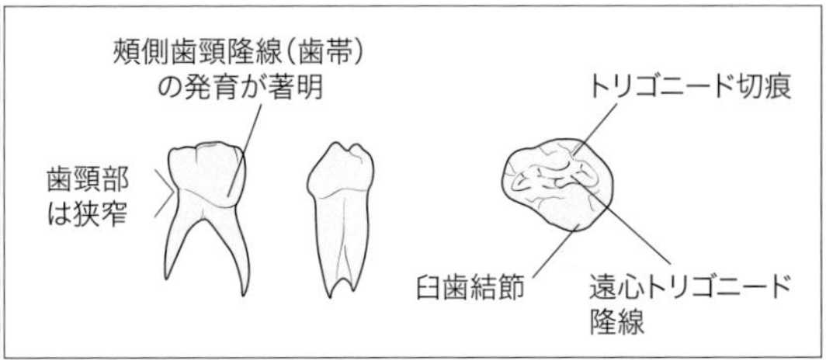

下顎右側第一乳臼歯

乳歯と永久歯の各部の長さの比較（平均値）（単位：mm）

		歯冠長		近遠心径		唇（頬）舌径		歯根長	
		乳歯	永久歯	乳歯	永久歯	乳歯	永久歯	乳歯	永久歯
上顎	A/1	6.12	11.46	6.68	8.62	4.97	7.22	11.30	11.38
	B/2	5.78	9.62	5.49	7.01	4.93	6.45	11.46	11.99
	C/3	6.50	10.55	6.81	7.89	5.87	8.32	12.96	15.13
	D/4	5.76	8.30	7.42	7.41	8.82	9.51	9.59	11.59
	E/5	5.62	7.62	9.54	6.92	10.22	9.27	11.32	12.63
下顎	A/1	5.38	9.13	4.31	5.45	3.85	5.72	9.76	10.99
	B/2	5.84	9.67	4.82	6.12	4.29	6.26	11.26	11.90
	C/3	6.94	10.42	5.93	6.81	5.46	7.75	11.69	13.56
	D/4	6.41	8.32	8.57	7.06	7.29	7.85	9.88	12.52
	E/5	5.61	7.80	10.65	7.38	9.12	8.45	10.42	12.97

（乳歯：杉山，1969，永久歯：佐々木，1965）

B 組織学的特徴

エナメル質・象牙質の厚径は永久歯の**約 1/2** である．

エナメル質

エナメル小柱：太く，数も少ない．歯頸部では咬合面方向を向いている．

無小柱エナメル質：エナメル質表層下に存在し，酸処理に抵抗性がある．

新産線：出生前後の急激な環境変化により生じる．

→石灰化不良層であるが，**齲蝕の好発部位とは関連性がない．**

象牙質

・第二象牙質形成能が高い（ただし不規則）．

→著しい咬耗が生じても露髄しない．

歯髄

・感受性・抵抗性が低い．

・歯根吸収に伴い変性する．

・神経線維数が少ない．

・有髄神経の割合が少ない（疼痛閾値が高い）．

・歯髄活性が高く，血流が多い（生活力が旺盛）．

C 物理化学的特徴（永久歯との比較）

硬　度：低い（軟らかい）

有機質：含有率が多い（エナメル質：乳歯 4.7%，永久歯 1.7%）

無機質：含有率に著しい差がない（エナメル質：Ca，P はやや少ない）

溶解度：酸に対して大きい＝耐酸性は低い

化学反応性：高い＝フッ素の取り込み量が多い

結晶粒：小さい

気孔率：大きい

歯の組成

		水分	有機物	Ca	P
		（湿潤%）		（乾燥%）	
乳歯	エナメル質	2.8	4.7	34.3	17.0
	象牙質	11.1	21.7	26.1	12.9
永久歯	エナメル質	2.3	1.7	36.1	19.3
	象牙質	13.2	17.5	26.1	12.6

Ⅱ．幼若永久歯の特徴

幼若永久歯とは，歯冠は完成し，萌出を開始しているが，歯根は未完成の永久歯のこと

A 形態学的特徴

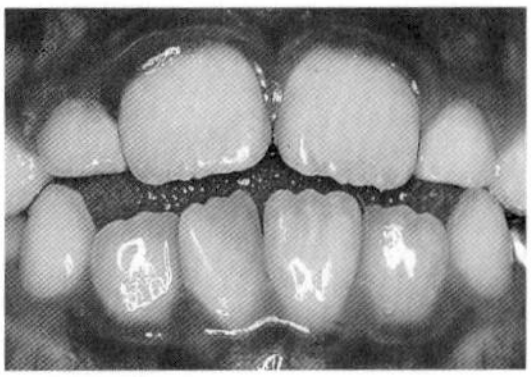

切縁結節

・萌出途上で歯肉縁・上下顎の咬合関係が安定していない．
→ 自浄作用が悪い．
→ 清掃不良になりやすい．
（臼歯部では萌出に気づきにくい）
・咬耗が少なく，小窩，裂溝，**切縁結節**が明瞭である．

B 組織学的特徴

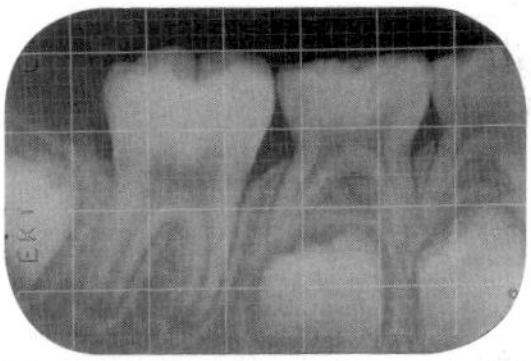

$\overline{6|}$の根未完成歯

・歯質の萌出後の成熟が不十分で，結晶構造が小さい．
・**象牙質は薄く**，髄角が突出している．
象牙細管は太く，外来刺激を受けやすい．
→第二象牙質および第二セメント質などの形成はみられない．
→歯髄腔が大きく齲蝕が歯髄に達しやすい．
・根尖部では**根管が漏斗《ろうと》状に開大**し，**歯根は未完成**である．
→歯髄電気診が不明確である．

C 物理化学的特徴

・萌出直後から歯質の成熟が盛んであり（**萌出後成熟**），フッ素，カルシウム，リンなどを取り込む．
→フッ化物の効果が高い．
・歯質の石灰化が不十分で軟らかい．
→ 酸に溶解しやすく，齲蝕罹患性が高い．
（＝齲蝕抵抗性が低い＝齲蝕感受性が高い）

Chapter 5

小児齲蝕の特徴

Check Point

- 小児齲蝕の特徴を理解する.
- 齲蝕の罹患型や好発部位は頻出している.
- 齲蝕罹患率や好発部位に関するグラフの意味を説明できるようにする.

I. 乳歯齲蝕

A 乳歯齲蝕の特徴

- 齲蝕の罹患性が高い.
- 齲蝕の進行が速い.
- 歯髄炎や歯根膜炎に移行しやすい.
- 防御機構が活発である.
- 小児の発育環境に影響される.
- 年齢と発生部位に相関がある.
- 自覚症状が少ない.

（歯髄炎や歯根膜炎に移行しやすい．／防御機構が活発である．について）齲蝕の進行は速いが，乳歯歯髄の再生能力や治癒能力は旺盛である.
→咬耗や齲蝕の刺激により第二象牙質を形成し，歯髄を露髄や感染から保護する.

小児齲蝕のリスクファクター①
乳歯が齲蝕になりやすい理由

- 歯質の化学反応性が高い.
- 歯質の物理的性質が弱い.
- 歯質の厚みが永久歯の 1/2 である.
- 形態的に不潔域ができやすい.
- 口腔環境が悪くなりやすい.
- 早期発見，早期治療がなされにくい.

B 乳歯齲蝕の罹患型

1）厚生労働省分類

3 歳児歯科健康診査による分類

<table>
<tr><th>齲蝕がない</th><th colspan="3">齲蝕がある</th></tr>
<tr><td rowspan="4">O 型</td><td>A 型</td><td colspan="2">上顎前歯部のみ,
または臼歯部のみ</td></tr>
<tr><td>B 型</td><td colspan="2">上顎前歯部および臼歯部</td></tr>
<tr><td>C 型</td><td>下顎前歯部</td><td>C1 型：下顎前歯部のみ
C2 型：下顎前歯部を含む他の部位にも</td></tr>
</table>

1 歳 6 か月児歯科健康診査による分類

<table>
<tr><th colspan="2">齲蝕がない</th><th colspan="2">齲蝕がある</th></tr>
<tr><td rowspan="3">O 型</td><td rowspan="3">O_1 型：口腔環境が良好
O_2 型：口腔環境が不良</td><td>A 型</td><td>上顎前歯部のみ,
または臼歯部のみ</td></tr>
<tr><td>B 型</td><td>上顎前歯部および臼歯部</td></tr>
<tr><td>C 型</td><td>臼歯部および上下顎前歯部</td></tr>
</table>

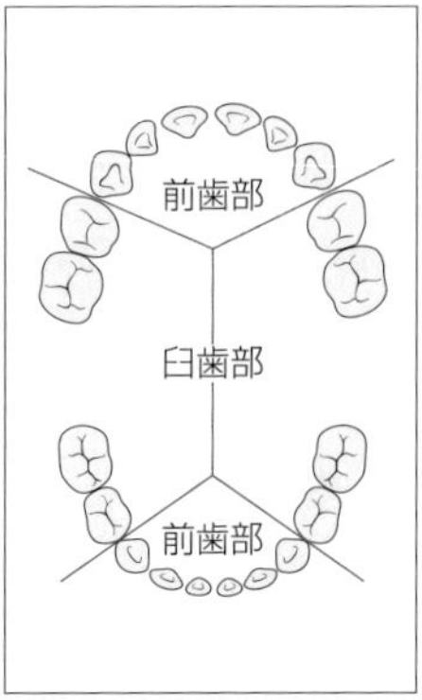

乳歯列の 6 区分

CHECK!

・1 歳 6 か月･3 歳児歯科健康診査は母子保健法に基づき市町村が実施する.
・学校歯科健康診断は学校保健安全法に基づく（2016 年 4 月 1 日施行）

CHECK! 学校歯科健診の記号

／：現在歯
○：処置歯
△：喪失歯
×：要注意乳歯
C：齲歯
CO：要観察歯
G：要精密検査
GO：歯周疾患要観察者

2）哺乳瓶齲蝕（ボトルカリエス）

哺乳瓶に人工乳，果汁，乳酸飲料，イオン飲料などを入れて，長時間くわえさせたり，就寝させると，口腔内に飲料物が残留し，上顎乳切歯部と上顎第一乳臼歯咬合面とに重篤なエナメル質欠損をもたらす．対照的に下顎乳切歯部にはほとんど齲蝕は認められない．

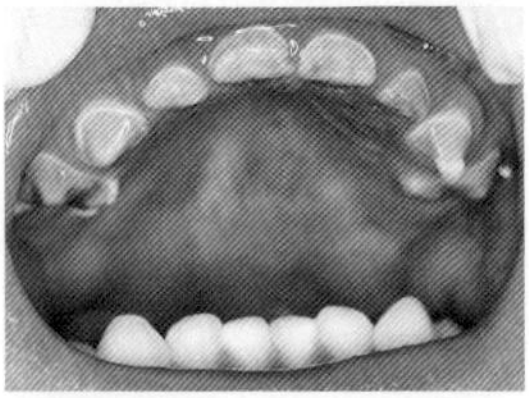
哺乳瓶齲蝕

3）環状齲蝕

歯冠歯頸部の唇面，隣接面，舌面が連続して帯状に侵される齲蝕のこと．

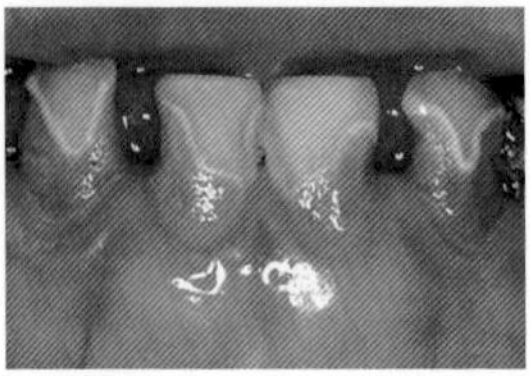
環状齲蝕

4）Early Childhood Caries（ECC）：早期小児齲蝕

6歳未満の小児に1歯面以上の，齲窩の有無を問わない齲蝕，あるいは齲蝕を原因とする欠失や充填が存在している状態

C 乳歯齲蝕の好発部位

1）年齢による違い

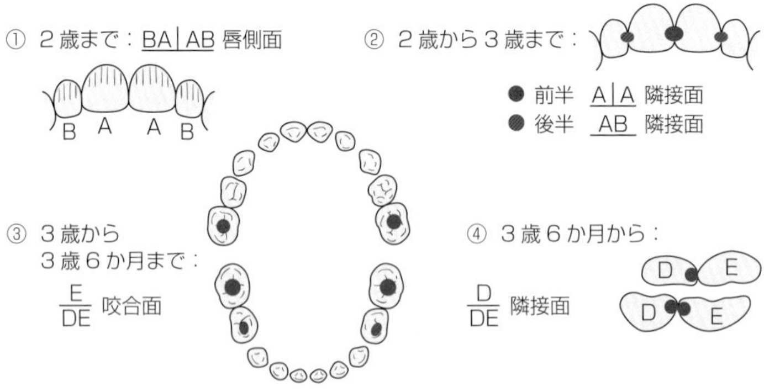

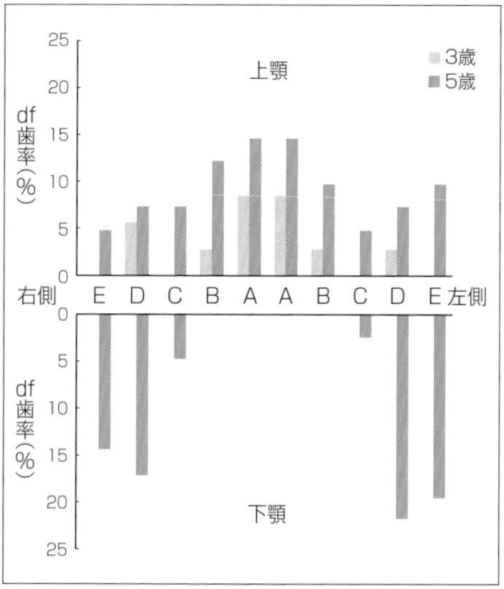

乳歯各歯の年齢別 df 歯率
(平成 28 年歯科疾患実態調査)

2) 歯種別にみた齲蝕の好発部位

歯種	上顎	下顎
A	近＞唇＞遠	近＞遠
B	近＞唇	近＞遠
C	唇（特に歯頸部）	遠
D	咬＞遠＞近	咬＞遠＞近
E	咬＞近＞舌	咬＞近＞遠

唇：唇面．咬：咬合面．近：近心面．遠：遠心面．舌：舌面．

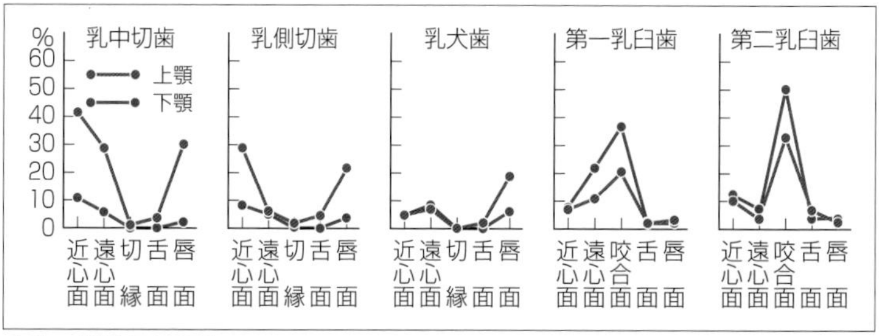

乳歯の齲蝕好発部位　　（黒須，1992．改変）

Ⅱ．幼若永久歯齲蝕

A 幼若永久歯齲蝕の特徴

- 萌出早期に齲蝕に罹患する傾向がある．
- 齲蝕の進行が速く，歯髄炎になりやすい．
- 乳歯齲蝕と隣接している場合は罹患しやすい．
- 平滑面の初期齲蝕は適切な処置によって再石灰化される．

小児齲蝕のリスクファクター②
幼若永久歯が齲蝕になりやすい理由

- 形態が複雑で，歯質の萌出後成熟が不十分である（p.41 参照）．
- 萌出に気づきにくく，萌出完了までに時間がかかる．
- 学童期に入り，一人磨きへの移行期間に重なる．

コラム④：Black の次は…？

ICDAS（International Caries Detection and Assessment System ＝国際的齲蝕探知評価システム）は，2005 年に欧米のカリオロジー研究者による International Caries Detection and Assessment System Coordinating Committee で決定した新しい齲蝕検出基準である．視診による診査コードであり，齲窩になる前の齲蝕病変（エナメル質初期齲蝕）を的確に表現して記録できるのがメリットの 1 つである．さらに，最近では ICDAS コードとリスクファクター評価を統合した ICCMS™（International Caries Classification and Management System）と呼ばれる齲蝕管理法も提唱され始めた．

一方，CAMBRA（Caries Management by Risk Assessment ＝リスク評価による齲蝕管理法）は 2002 年に米国で考案された齲蝕リスク評価項目とそれに付随する齲蝕予防法だが，それをもとに大規模コホート研究が実施され，その結果を踏まえたシステムが現在普及している CAMBRA である．0 ～ 5 歳までの小児に対する CAMBRA では子どもの齲蝕発症に影響する保護者の齲蝕リスクを加味して評価する．

どちらも日本には導入され始めたばかりであるが，海外では歯学教育および臨床現場においても採用されている．グローバルスタンダードになる日も近いのでは…？

B 幼若永久歯の齲蝕好発部位

・乳歯列期の齲蝕罹患傾向が移行する.

・第一大臼歯咬合面

・下顎第一大臼歯頬面溝（発生学的に癒合不全）

・上顎切歯（隣接面齲蝕が多いが，形態が複雑な舌面小窩にも頻発する）

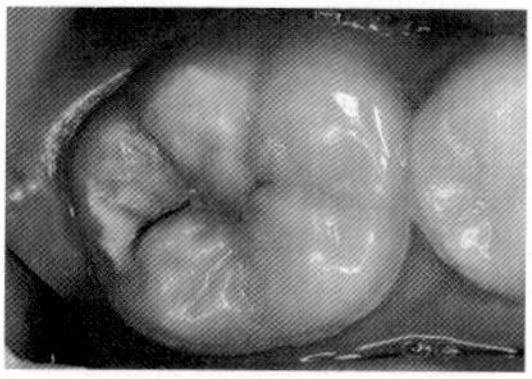

「6 幼若永久歯の小窩裂溝齲蝕

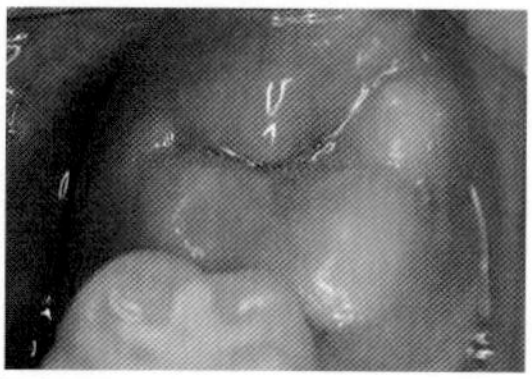

「6 の歯肉弁

歯肉弁を切除して予防塡塞を行うことがある.

Ⅲ. 小児の心身に及ぼす影響

A 局所的為害作用

①咀嚼機能の低下

②後継永久歯萌出の異常

交換順序の異常，永久歯の早期萌出あるいは萌出遅延

③後継永久歯の形成障害

Turner 歯：乳歯歯根周囲の炎症による

後継永久歯の硬組織形成不全

（特にエナメル質）

④歯列不正・不正咬合の誘発

・近遠心関係の異常

：早期喪失による隣在歯の移動

→後継永久歯萌出余地不足

・垂直関係の異常

：咬合高径減少．仮性の反対咬合や過蓋咬合

> **CHECK!**
>
> Turner 歯（p.21 参照）
>
> $$\begin{array}{c|c} 54321 & 12345 \\ \hline 54321 & 12345 \end{array}$$
>
> （後継永久歯のみ）に出現
>
> Turner 歯 と Turner 症候群（p.129 参照）はまったくの別モノ！

⑤口腔軟組織疾患の誘発

褥瘡性潰瘍：崩壊した乳歯歯冠の鋭縁や，残根状態で露出した根尖が原因（p.98 参照）

⑥永久歯齲蝕の誘発

乳歯齲蝕は隣接する永久歯の齲蝕を誘発する．

⑦発音障害

著しい歯冠崩壊，歯の喪失や歯列不正により，発音が不明瞭となる．

⑧口腔習癖の誘発

CHECK!

齲蝕・歯周病⇔全身疾患リスクを高める

B 全身的為害作用

①偏食，食欲不振の助長

②心理的影響

③全身抵抗力の減弱

④歯性病巣感染の原因：微熱，腎疾患，感染性心内膜炎，リウマチ熱などと関連する．

小児虐待（ネグレクト）には多数歯齲蝕を認めることがある．

コラム⑤：歯の萌出時期と齲蝕や外傷の多発時期との関係 その 1

Hellman の歯齢は，言葉で覚えるよりも歯の萌出時期と関連づけて覚えるのがよい．キーとなる萌出年齢をおさえること（p.55 コラム⑦参照）．

一般に，齲蝕は歯の萌出後 1 ～ 2 年で発症しやすいが，萌出後，早期に齲蝕が発症するケースはリスクが高いと判断できる．

また，歯の外傷は「歩く」から「走る」へ移行する 2 歳（乳歯）と，就学後，活発に活動し始める 8 歳（永久歯）の 2 つの時期にピークがある．好発部位は上顎前歯部であり，乳歯では上顎乳中切歯，永久歯では上顎中切歯の受傷率が最も高い．永久歯の好発年齢は就学時の 7 歳と間違えやすいが，7 歳では上顎中切歯は萌出開始したばかりで萌出量が少なく，外力が加わりにくい．$\underline{1}$（1 位），$\overline{1}$（2 位）の受傷頻度が高くなる．$\underline{2}$ は萌出したばかりなので受傷頻度は中切歯より低い．このように，歯の萌出時期と疾患の発症時期とを関連づけるとイメージがつかみやすい．

Chapter 6
齲蝕の予防と進行抑制

Check Point

・小児の発達に応じたフッ化物応用法を理解する．
・各予防処置は術式までおさえる．

Ⅰ．齲蝕の病因

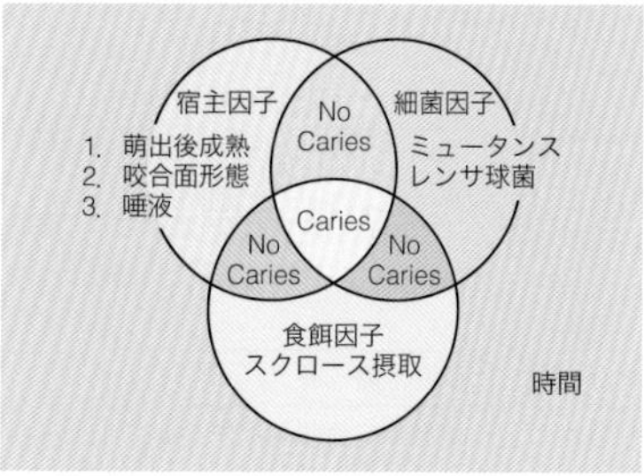

Keyes が提示した齲蝕の病原因子
（Keyes, 1962. 改変）

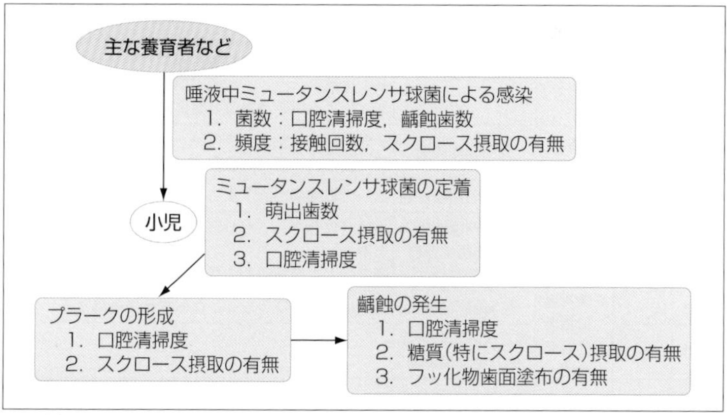

小児齲蝕発生のプロセス

Ⅱ．齲蝕の予防

小児のプラークコントロール

口腔清掃法

口腔清掃の種類

	物理的方法	化学的方法	自然の自浄作用
プロフェッショナルケア	PMTC スケーリングなど	抗菌薬 酵素剤の投与など	栄養，食事指導など
ホームケア	ブラッシング フロッシング	洗口剤 薬用歯磨剤など	繊維性食品の摂取など

①ブラッシング

小児に適した刷掃法

- **スクラッビング法**：保護者による仕上げ磨きにも用いられる
- **フォーンズ法（描円法）**

②フロッシング

③洗口法

（フッ化物洗口：洗口前の口腔清掃→洗口液の準備→洗口→洗口液の吐出）

発達段階別にみたブラッシング

歯齢	年齢	指導対象	指導する主な部位	備　考
ⅠC	0〜1	保護者	乳前歯部	はじめはガーゼなどで前歯部を拭き，徐々に歯ブラシにも慣れさせる
	1〜2		上顎前歯部	寝かせ磨き，歯磨きが楽しいことを意識させる
ⅡA（前期）	2〜3		乳臼歯咬合面	寝かせ磨き，過剰な歯磨圧とストロークにならないように注意，小児にも歯ブラシを持たせる場合は転倒に注意 本人による口腔清掃の習慣化開始時期
ⅡA（後期）	4〜5	保護者および小児	乳臼歯隣接面	小児がブラッシングを行い，保護者が仕上げ磨き 隣接面にはフロスを使用
ⅡC	6〜7		第一大臼歯咬合面	第一大臼歯萌出完了までは保護者が点検磨きを行う
ⅢA	8〜9	小児 ※保護者に指導内容を説明	第一大臼歯隣接面 上顎前歯歯頸部および隣接面	小児が自分でしっかり磨く習慣をつけていることが必要 隣接面および歯頸部の磨き方を意識させる
ⅢB	10〜11		側方歯群咬合面	歯肉に対するブラッシングも加えて指導する
ⅢC	12〜13		第二大臼歯咬合面 側方歯群隣接面	
ⅣA	14〜15		第二大臼歯咬合面 大臼歯部隣接面	

乳歯の萌出開始（生後８か月）とともにプラークコントロール開始

Ⅲ. 食生活指導

生活習慣調査（食事調査）や齲蝕活動性試験の結果をもとに指導する．

目的　歯表面の酸性環境時間の短縮

内容（シュガーコントロール）

・間食の回数を少なくする（間食の時間と場所を決める）．

・粘着性，停滞性食品の間食を控える．

・就寝前あるいは睡眠途中のスクロース入り飲食物摂取はやめる．

・遊びながらダラダラと飲食しない．

・噛みごたえのある食品をよく噛む．

・必要な時以外にスポーツ飲料や乳酸飲料を摂取しない．

・スクロース入り飲食物摂取後は口腔内清掃を行うようにする．

CHECK!　齲蝕活動性試験

・唾液中のミュータンスレンサ球菌数：
　$1\ mm^3$ あたり 1×10^5 CFU 以上→齲蝕活動性(高)
・デンタルプラーク構成菌の酸産性能：
　スクロースによりプラークの pH は低下する

哺乳と卒乳について

・生後6か月頃には夜間授乳をやめることが望ましい．

・1歳6か月までには授乳や哺乳瓶の使用をやめる．

代用甘味料について

それぞれの代用甘味料（アスパルテーム，キシリトール，パラチノース，マルトース）の性質を理解して利用することが望ましい．

キシリトールとは，①糖アルコールである．②砂糖と同程度の甘味度をもつ．
③齲蝕原因菌が代謝できない．→齲蝕を誘発しない．
④一度に多量摂取すると下痢を起こしやすい．

Ⅳ．薬物応用法

A フッ化物による齲蝕予防法

1）フッ化物の齲蝕予防機序

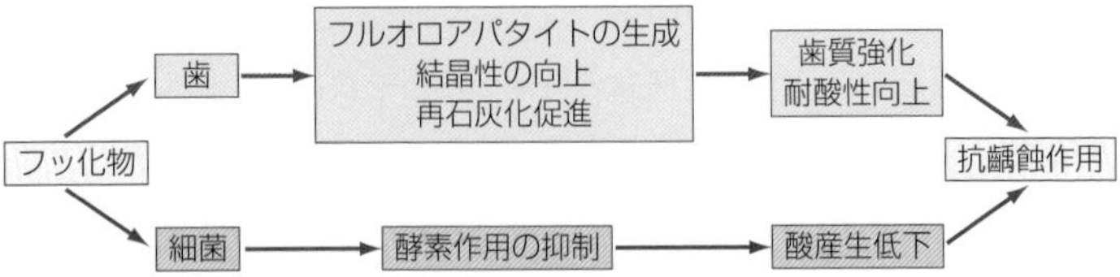

2）フッ化物の種類

国内では局所的応用が中心

全身的応用	局所的応用
・水道水中へのフッ化物添加 （ウォーターフロリデーション） ・フッ化物錠剤・滴剤 ・食塩，その他へのフッ化物添加	・フッ化物配合歯磨剤の使用 ・フッ化物洗口 ・フッ化物歯面塗布

コラム⑥：産まれる前から診ています！

母子健康手帳には子どもだけでなくお母さんの妊娠中と産後の口腔内状態を記載するページもある．産前歯科健診では，診察日の妊娠週数，歯式のほか，齲蝕，歯石，歯周病の有無などを記入する．妊産婦は，つわりなどが治まり安定期に入った妊娠 5 ～ 7 か月の間の健診を産科から勧められ，処置が必要であれば出産前に済ませるようにアドバイスがある．お腹が大きくなった妊娠末期の歯科治療時には仰臥位低血圧症候群予防のために体位の配慮が必要である．

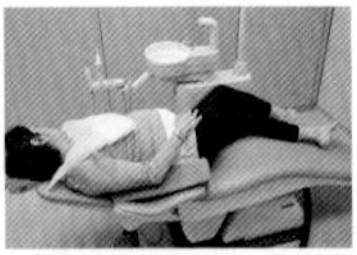

左側臥位（シムス体位：左側を下にする）

保護者の齲蝕活動性は子どもの齲蝕リスクに深いかかわりがある．出産前の齲蝕予防教育で次世代の齲蝕減少をさらに加速できるのではないだろうか？

3）フッ化物の局所塗布法　よくでる

	フッ化物歯面塗布	フッ化物洗口		フッ化物配合歯磨剤 （吐き出しができない低年齢児の利用も含む）
剤形	ゲル，溶液，泡状	溶液		ペースト，泡状，液体
種類	酸性フッ素リン酸溶液（APF）	フッ化ナトリウム（NaF）		フッ化ナトリウム（NaF） モノフルオロリン酸ナトリウム（MFP） フッ化第一スズ（SnF_2）
頻度	年2～4回	毎日，週5回	週1回	1日1回以上
濃度	2% NaF （9,000 ppmF）	0.05% NaF （225 ppmF）	0.2% NaF （900 ppmF）	1,500 ppmFを上限とする
方法	・綿球（棒）法 ・歯ブラシ法 ・トレー法	1分間ブクブク洗口し，吐き出す（プラスチックカップ，紙コップ使用）		歯磨き
	注）実施後30分間は飲食，うがいをしない．			
対象	・乳歯の萌出直後～ ・幼若永久歯 ・成人，高齢者の定期来院者	・4～15歳頃* ・矯正装置装着者 ・成人，高齢者（隣接面，歯頸部，歯根面齲蝕の予防）		・吐き出し（吐出）ができる全年齢層 ・吐出ができない低年齢児には低濃度のフッ化物配合歯磨剤を使用**
応用	・歯科医院，保健所などで実施 ・専門家（歯科医師，歯科衛生士）による塗布	・歯科医師の指示に従って園，小・中学校で実施 ・家庭用には顆粒状（溶解する），液体状がある． ・就学前：5～7 mL ・小・中学生：10 mL		・家庭で実施 ・年齢に応じた歯磨剤の濃度・量を使用する．
備考		*洗口剤を飲み込まずにブクブクうがいができるようになる4歳頃から開始し，誤飲防止のため下を向いての洗口を指示		**フッ素濃度1,000 ppm（0.1%）～1,500 ppm（0.15%）の薬用歯みがき類は6歳未満の子どもには使用を控える．

CHECK!

フッ素はガラスや金属を腐食させるため，フッ化物使用時には紙やプラスチック製品を用いる．

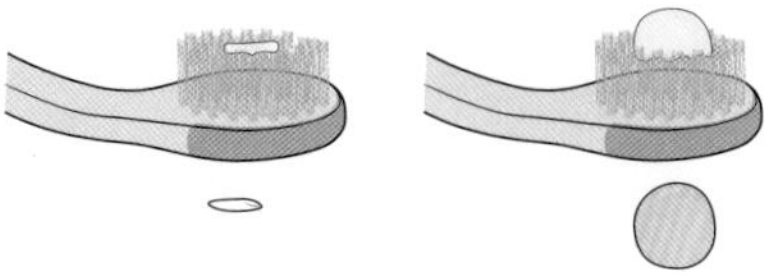

米粒大（2歳未満）　グリーンピース大（2～6歳）

歯磨剤の使用量の目安

綿球法（フッ化物歯面塗布の術式）

手順	目的ならびに注意点	使用器具
歯面清掃	低研磨性研磨剤を用い，通法通りの機械的清掃（低年齢児は歯ブラシ使用）	歯面研磨用具一式
簡易防湿	ロールワッテを歯列の頬舌側に置き，指でしっかり保持	ロールワッテ
歯面乾燥	唾液によるフッ化物の希釈防止	エアシリンジ
歯面塗布	綿球または綿棒でフッ化物を3～4分間全塗布（一般的に一口腔を6分割で） 湿潤状態を保持し数回塗布 ロールワッテは適宜交換	綿球または綿棒 フッ化物（NaF，APF） プラスチック製容器 テフロン加工ピンセット
余剰フッ化物の除去	余剰フッ化物を飲み込ませないように綿球で拭き取る． （フッ化物量は体重から算定し急性中毒量を超えないことが前提）	綿球または綿棒 （拭き取り用）
塗布後の注意	30分間はうがいや飲食を控える． 定期的な塗布が効果的である． （日常の飲食や口腔清掃習慣を注意したうえで）	

APF：酸性フッ素リン酸溶液

歯ブラシ法

歯ブラシにフォーム状またはジェル状のフッ化物をのせ歯面に塗布する方法
低年齢児や障害児など，綿球法やトレー法が難しい場合に用いる．

トレー法（スポンジマウスピース法）

フッ化物歯面塗布用のトレーに，フォーム状またはジェル状のフッ化物をのせて歯面に塗布する方法
トレーを軽く圧接して3～4分咬ませる．

利点：1回に多数歯の塗布が可能（→時間短縮）
欠点：隣接面など細微への確実な浸透が劣る
低年齢では困難

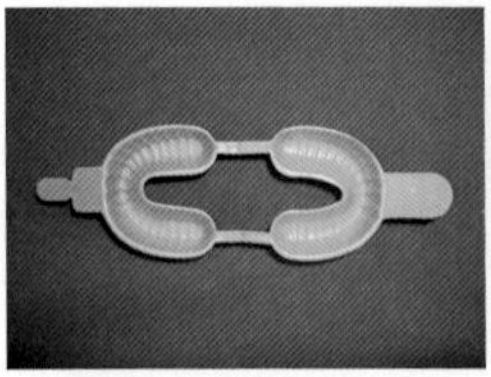
フッ化物歯面塗布トレー

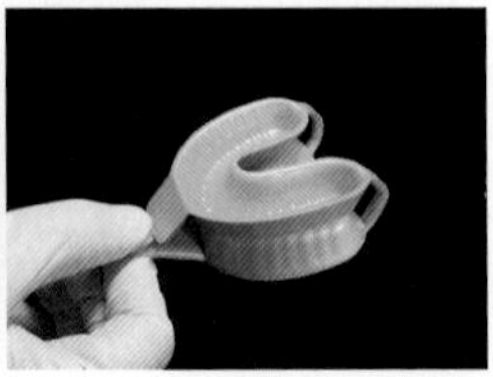
トレー（使用時）

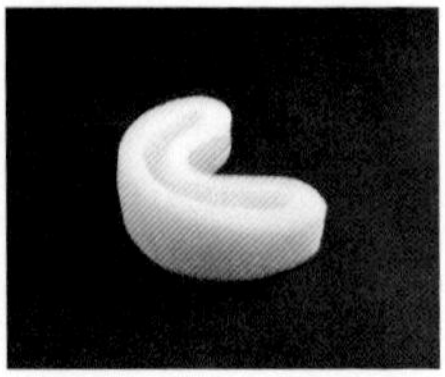
スポンジマウスピース

B 齲蝕進行抑制法

フッ化ジアンミン銀〔$Ag(NH_3)_2F$〕

歯面に塗布することで齲蝕の進行を抑制する薬である．

効果	作用機序	欠点	濃度
齲蝕の進行抑制	・タンパク銀を生成→象牙細管の細菌侵入路を閉鎖 ・リン酸銀を生成→歯面耐酸性を向上 ・銀イオンによる殺菌作用	病変の黒色変色→審美障害	**38%**

フッ化ジアンミン銀塗布時の注意事項

・保護者に歯が着色することを説明し同意を得ておく．
・軟化象牙質を黒く変色させるので**永久前歯には適用しない**（p.23 参照）．
・深在性齲蝕では歯髄刺激による炎症が起こることがある．
・歯肉や軟組織を腐蝕させるので，付着しないように注意する．
・皮膚，衣服につくと黒変するので注意する．

コラム⑦：歯の萌出時期と齲蝕や外傷の多発時期との関係 その２

上顎		A B ┆ D C ┆ E	
下顎		A B ┆ D C E ┆	
萌出時期		7か月　1歳　1歳6か月　2歳6か月	3歳　3歳6か月
Hellmanの歯齢	ⅠA	ⅠC	ⅡA
歯列期		乳歯列完成前期	乳歯列期
齲蝕好発部位		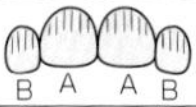 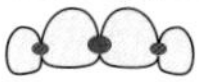	
外傷好発年齢(部位)		2歳($\underline{A}$→$\underline{B}$→$\overline{A}$→$\overline{B}$)	

	1 6 ┆ 2 ┆ 4 3 5 ┆ 7				上顎
	1 6 ┆ 2 ┆ ┆ 3 4 5 7				下顎
	6歳　7歳　8歳　9歳　12歳				萌出時期
ⅡA	ⅡC	ⅢA	ⅢB(側方歯群交換期)	ⅢC	Hellmanの歯齢
乳歯列期	混合歯列期			永久歯列期	歯列期
					齲蝕好発部位
8歳($\underline{1}$→$\overline{1}$→$\underline{2}$→$\overline{2}$)					外傷好発年齢(部位)

V．予防〔窩溝〕塡塞法（フィッシャーシーラント）

予防塡塞を行うことで小窩裂溝を形態学的に単純化し，清掃性を向上させる．また，齲蝕誘発性物質の停留を防ぎ，齲蝕を予防する．

	レジン系	グラスアイオノマーセメント系
利点	塡塞が比較的確実にできる 長期間の維持，耐摩耗性に優れる	半萌出の歯にも応用可能である フッ素徐放性がある
欠点	エッチング，水洗，乾燥の時間がかかる 塡塞時の防湿に左右される	溶解しやすい 接着力がレジン系より劣る 維持や物性はレジン系に劣る
防湿法	**ラバーダム防湿を行うことが不可欠** フッ素イオンを遊離する製品もある	**簡易防湿も応用できる** 光重合型が開発されている

近年は両者の利点を合わせもつ改良型の材料も開発されている．

予防塡塞の術式（光重合型レジン系予防塡塞材）

手順	目的・注意点
1. ラバーダム防湿	エッチング時における唾液浸入の防止
2. 歯面清掃・乾燥	酸によるエッチング効果の獲得
3. 酸処理*（エッチング）	エナメルタッグを形成し機械的嵌合力を上げる（歯面の粗造化）
4. 水洗・乾燥	歯面へのエッチング液の残留防止
5. 塡塞	気泡の有無の確認
6. 重合（光照射）	
7. 評価	探針による硬化・ステップの有無の確認
8. 水洗	未重合層の除去
9. ラバーダムの撤去	
10. 咬合状態のチェック	
11. 術後の注意	定期検診時に塡塞材の脱離や破損を確認することを説明する

*酸処理をせず接着システムを応用する製品もある．

予後を左右する因子

・接着歯面の清掃不良

・エッチング面への唾液浸入

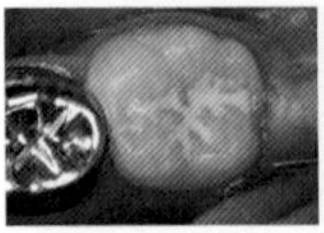

光重合型レジン系予防塡塞材

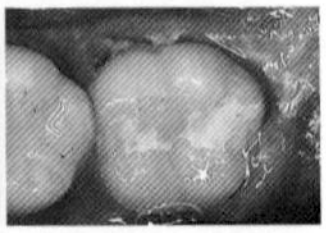

グラスアイオノマーセメント系予防塡塞材

CHECK! 接着歯面の清掃

歯面：研磨剤を用いず，ブラシコーンを用いて清掃

小窩裂溝：次亜塩素酸溶液ゲル使用 or エッチング時の探針スクラッチ

※薬剤でなく，極細先端チップの超音波スケーラーを用いてもよい．

Chapter 7

歯周病

Check Point

- 乳歯列期の健康な歯周組織の特徴を覚える.
- 歯周病の発症原因を理解する.
- 歯周病の予防はプラークコントロールが中心となる.

I. 小児の歯周組織の特徴

乳歯列期の正常な歯周組織の特徴（成人との比較）

歯　肉	・色調は明るい ・きれいなピンク色 ・色素沈着は少ない（メラニン色素が少ない） ・辺縁歯肉の形状は丸みを帯び厚く，弾力がある ・辺縁歯肉と付着歯肉の境界は明瞭 ・歯肉溝は浅い（0.7 ～ 1.2 mm） ・上皮組織は薄く，角化が弱い ・歯間乳頭が低い三角形を示す ・スティップリングの数や凹凸が少なく，不明瞭
セメント質	・厚みは薄い ・石灰化の程度が低い ・シャーピー線維の埋入は少ない
歯根膜	・歯根膜線維の配列が粗である ・歯根膜腔が広い
歯槽骨	・歯槽骨の石灰化度が低い ・骨髄腔は大きい ・骨梁は粗である

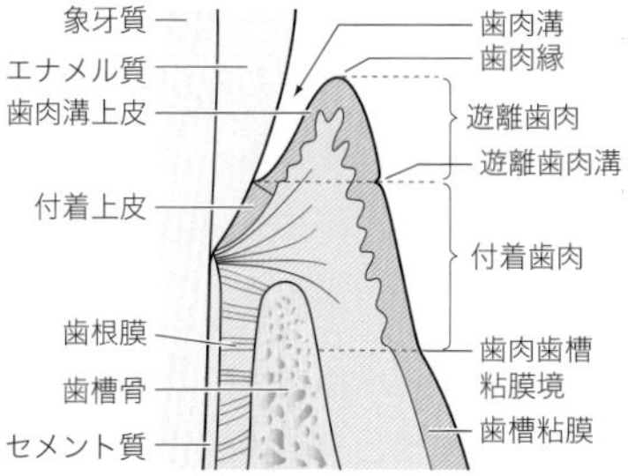

Ⅱ．小児の歯周病の種類および特徴

A 歯肉炎（gingivitis）

小児では歯周炎より**歯肉炎が多い**.

1）プラーク単独性歯肉炎（単純性歯肉炎）

・プラークのみを原因とする.

・ブラッシングの不徹底によるものがほとんどである.

①不潔性歯肉炎：小児期の歯肉炎の大部分を占める.

②萌出性歯肉炎：乳歯，永久歯の萌出過程で発症する．多くは一過性.
大臼歯では歯肉弁下の食物残渣により，歯冠周囲炎が生じる.

③叢生性歯肉炎：叢生による不潔域の拡大や自浄作用の障害により生じる.

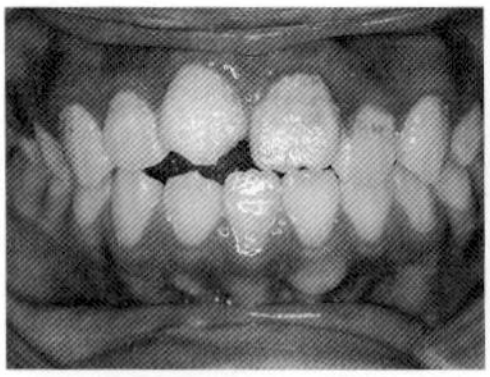
不潔性歯肉炎

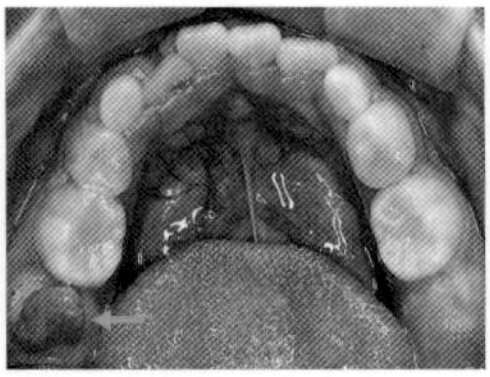
萌出性歯肉炎（⬅）

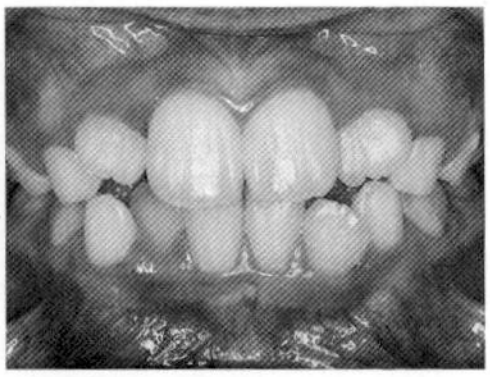
叢生性歯肉炎

2）全身因子関連歯肉炎

①思春期性歯肉炎

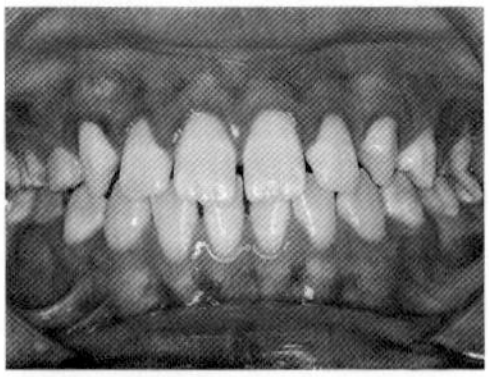
思春期性歯肉炎

・小学校高学年から中学生にみられる.

・女児の方が男児より2～3年早く発現する.

・前歯に限局することが多い.

・清潔な口腔にも生じるが，ブラッシング不良でさらに増悪する.

・思春期の性ホルモン分泌が歯肉炎感受性を高めると考えられる.

②糖尿病による歯肉炎

・糖尿病児では歯肉炎の発現頻度が高い.

・末梢多形核白血球の走化性低下→免疫能低下→易感染性→歯肉炎発症

③白血病による歯肉炎

・幼若白血球の増加→骨髄機能抑制→貧血，出血→感染→歯肉炎発症

④その他の全身状態が関連する歯肉炎

・心疾患：末梢血液循環障害→歯肉のチアノーゼ→歯肉炎発症

3）口呼吸

歯肉の乾燥で炎症が増悪しやすい．特に上顎前歯部で肥厚を生じる．

4）プラーク細菌以外の感染による歯肉病変

ヘルペス性歯肉口内炎（p.101 参照），インフルエンザ性歯肉口内炎など

5）歯肉増殖

①薬物性歯肉増殖症（薬物誘発性歯肉肥大）

薬物の長期連用によって発症する増殖性炎症症状を示す歯肉炎

症状　歯肉の線維性増殖肥大．乳歯列期では，永久歯列期に比べ，病変の進行は緩慢である．

対応　薬剤投与の減量や長期連用の中止で歯肉増殖は抑制される．
顕著な場合は歯肉切除術を行う．
定期的なプラークコントロールで増悪を予防する．

CHECK!　歯肉肥大を起こす薬物

フェニトイン：抗てんかん薬・ヒダントイン系薬
ニフェジピン：降圧薬・Ca 拮抗薬
シクロスポリン：臓器移植後に用いる免疫抑制剤・カルシニューリン阻害薬

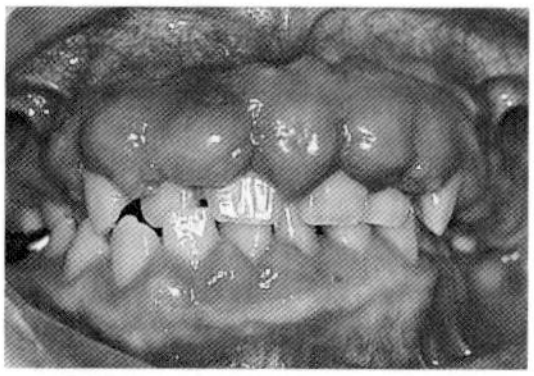

薬物性歯肉増殖

②遺伝性歯肉線維腫症

・非炎症性の歯肉の増大，遺伝性あるいは家族性に発現する（性差なし）．

・稀な疾患だが，発症は乳幼児期で，乳歯萌出遅延で診断されることも多い．

対応　歯肉切除術後，ブラッシング指導で再発防止

B 歯周炎

・健常小児では歯周炎罹患率が低い.

・罹患する場合は免疫不全などの全身疾患を伴うことが多い.

・急速な歯周組織破壊と病変進行が特徴である.

1）侵襲性歯周炎（aggressive periodontitis）

・急速なアタッチメントロスと骨吸収を認める.

・広汎型よりも限局型が多い.

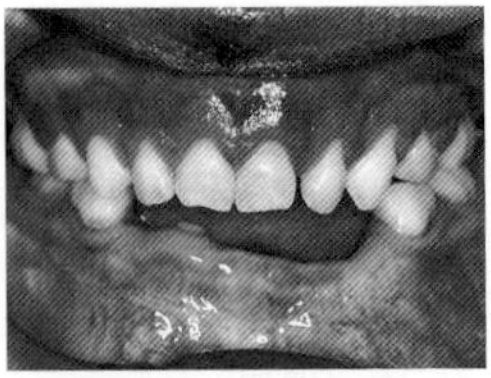
早期発症型歯周炎

原因

・家族的要因，細菌的因子，末梢血における白血球の機能障害

・宿主因子として好中球走化能の低下

・プラーク，歯周病原因菌，咬合性外傷なども関与

・*A.a.* 菌の感染が家族内発症の原因の１つ

症状

・歯石沈着もなく炎症症状も明確ではないにもかかわらず，歯槽骨の進行性の破壊吸収を示し，歯の動揺を生じる.

・歯周ポケットの進行が重度である.

・限局型では萌出間もない切歯部と大臼歯部に生じやすい.

2）全身疾患関連歯周炎および歯周炎を随伴する遺伝疾患

① Down 症候群（p.128 参照） 数 構造

・乳歯列期から広汎に罹患し，進行が速く，永久歯列期まで長期にわたる歯周組織破壊がみられることが多い.

・歯周病原性菌が高検出率である.

・不正咬合や歯口清掃の不良なども助長因子である.

・白血球の走化能低下が多い.
→骨吸収を生じやすい.

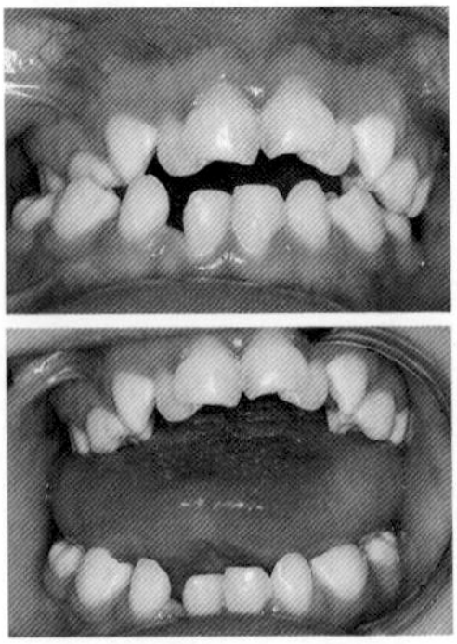
Down 症候群の口腔所見

② Papillon-Lefèvre 症候群 常劣

原因 CTSC 遺伝子の変異．カテプシン C が関与している.

臨床所見　掌蹠過角化

口腔所見　乳歯・永久歯の早期脱落，乳歯列期から発症する歯周炎

注意点　レチノイドの早期投与により永久歯の脱落を予防でき，掌蹠角化も軽減する．

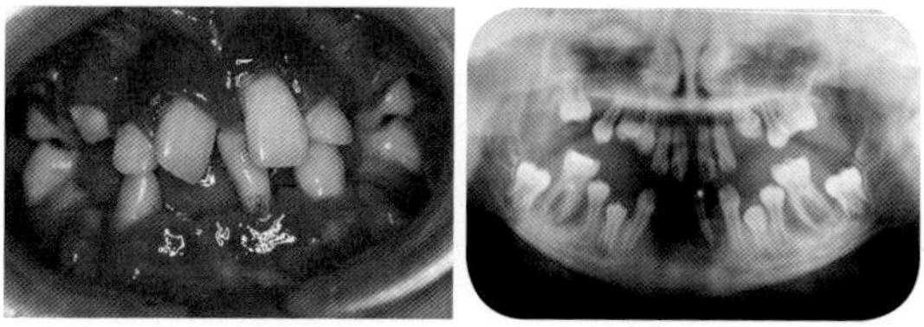

Papillon-Lefèvre 症候群の口腔所見とエックス線所見

③低ホスファターゼ症　常優　常劣

原因　ALPL 遺伝子の変異

アルカリホスファターゼ(ALP)の低活性による骨や歯の不完全石灰化．発症時期により周産期型から歯限局型までタイプがある．

臨床所見　骨形成不全，ALP の活性値の低下

口腔所見　乳歯の早期脱落，歯槽骨の吸収，セメント質形成不全

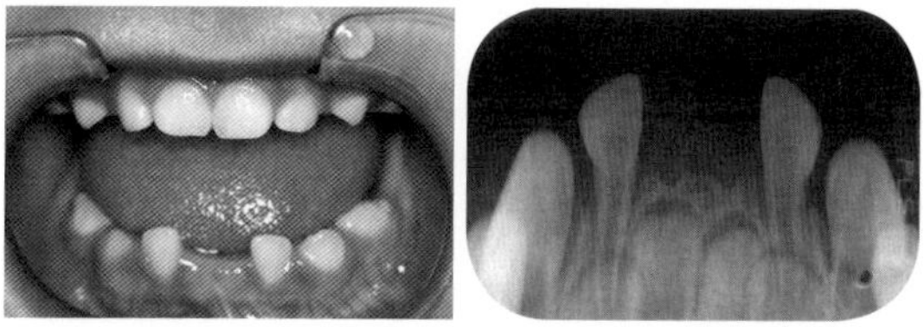

低ホスファターゼ症の口腔所見とエックス線所見

④好中球減少症

好中球減少に伴い宿主抵抗性が減じ，細菌感染によって急激な歯周組織破壊をみる．先天性では，乳歯列期から早期に歯周組織破壊が進行する．

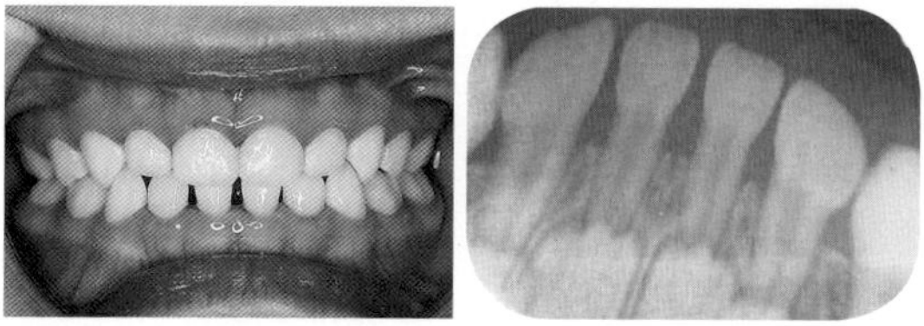

好中球減少症の口腔所見とエックス線所見

⑤ Chédiak−Higashi 症候群 常劣

原因 LYST 遺伝子の変異．好中球，NK 細胞の形態・機能に欠陥がある細胞内顆粒タンパクの輸送障害によって好中球の殺菌能が低下し，細菌感染と治癒が遷延する．

臨床所見 部分的白子症，易感染，皮膚や呼吸器に化膿性炎症を繰り返す．

口腔所見 口内炎，歯槽骨の吸収

⑥糖尿病

若年者に発症する糖尿病は 1 型（インスリン依存性糖尿病）が多い．

⑦無カタラーゼ血症

・過酸化水素を分解する酵素が先天的に欠失する疾患である．

・細菌の産生する過酸化水素により口腔粘膜潰瘍や深部組織破壊が生じる．

⑧後天性免疫不全症候群（AIDS）

3）小児の歯周炎への対応

・従来のプラークコントロール（p.50 参照）+ 原因の除去

・成人では薬物療法を行うが，小児（8 歳以下）はテトラサイクリン全身投与で永久歯着色の副作用があるため禁忌である．

C 壊死性潰瘍性歯肉炎（necrotizing ulcerative gingivitis：NUG）

・歯肉の壊死と潰瘍形成を特徴とする．

・歯肉の偽膜形成や出血，激しい疼痛，発熱，リンパ節腫脹，悪臭などを伴う．

・紡錘菌やスピロヘータ，*Prevotella intermedia* などの嫌気性菌が関与するとされる．

・発症原因として不良な口腔衛生状態，ストレス，喫煙，栄養不良，免疫不全などが考えられる．

・洗口や抗菌薬投与などで細菌を除去後，症状が緩和したら，ブラッシングなど原因除去療法を開始する．

D 歯肉退縮

好発部位

叢生状態の下顎永久切歯唇側

原因

・機械的刺激：誤ったブラッシング，
　　小帯の付着部位の異常，
　　自傷癖などの口腔習癖，
　　歯周組織への異物の挿入など

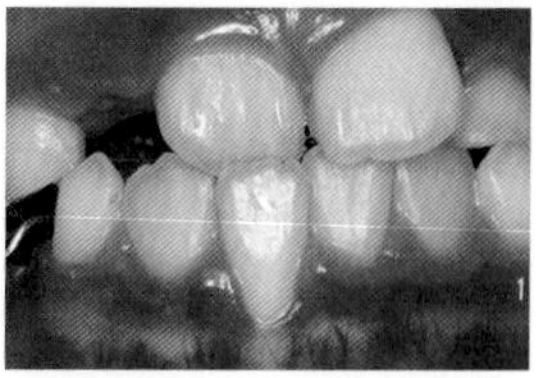

外傷性咬合による$\overline{1|}$の歯肉退縮

・外傷性咬合(前歯部の反対咬合や交叉咬合）→動揺を伴う.

Chapter 8

歯冠修復

Check Point

・乳歯ならではの修復法（コンポジットレジンジャケット冠修復，乳歯用既製金属冠修復）が重要である．

・術式，使用器具・器材やその用途・目的が問われる．

Ⅰ．ラバーダム法

利　点	効　果
・施術部への唾液の侵入防止 ・薬液・薬剤・水分の口腔への漏出防止 ・治療材料（レジン，金属），治療用具の口腔への落下防止 ・頬，舌の隔離と歯肉の圧排	・感染予防 ・良好な手術野の確保と明視 ・乾燥維持による材料の接着力向上 ・口腔粘膜，組織の保護 ・小児患者の協力度向上 ・チェアタイムの短縮 ・医療事故防止

留意事項
・鼻呼吸が困難な場合には使用できない． ・歯冠崩壊の著しい歯には使用できない． ・治療中の嘔吐物による誤嚥のおそれがある． ・患児の状態の把握の遅延（チアノーゼなど）

Ⅱ．乳歯に特有な修復法

A コンポジットレジン冠修復：乳前歯の修復

適応症　全歯面にわたり齲蝕に罹患している乳前歯

外傷による歯冠破折歯

エナメル質形成不全歯

長　所	短　所
・審美性がよい ・脱落しにくい ・即日修復が可能 ・アンダーカットが存在しても適応できるため，歯質の削除量を最小限にできる ・術式が容易 ・技工操作が不要	・歯冠形態の自由な回復は困難 ・歯頸部の適合に難がある ・仕上げに限界がある

術式

コンポジットレジン冠

手　順	術　　式	使用器具・材料
1. ラバーダム	ラバーダム（局所麻酔は必要時）	
2. 支台歯形成	齲蝕象牙質の除去 支台歯形成は，頰舌側面は一層の削除に留める 切縁は 1.0 ～ 1.5 mm の削除，隣接面は 1.0 mm の削除で過度なテーパーはつけない 歯肉辺縁部はナイフエッジでマージンを縁下 0 ～ 1.0 mm に設定（A）	ダイヤモンドバー ラウンドバー 齲蝕検知液
3. クラウンフォームの調整	支台歯の大きさに適合したフォームを選択試適し，調整する（B,C） 切端の隅角部に探針でエアベントを付与（D）	金冠バサミ 探針
4. レジンの塡塞	支台歯の歯面処理（E） クラウンフォームに CR を気泡を入れずに塡入し支台歯に圧接（F） 光照射して硬化	CR 用具
5. クラウンフォームの除去		探針
6. 咬合調整	レジンの余剰部を研磨し，ラバーダム除去後咬合調整をする（G）	研磨用具，咬合紙

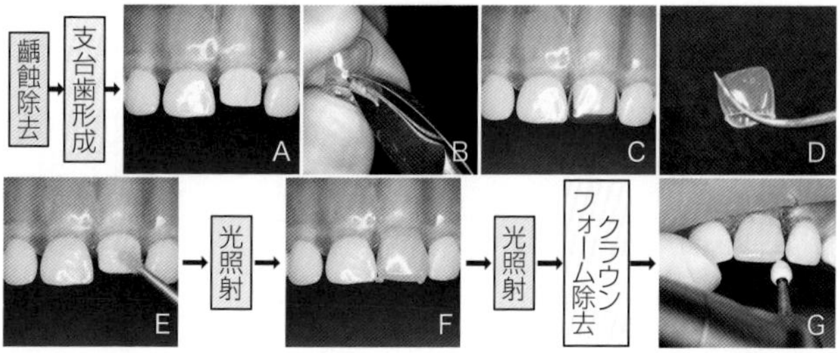

B 乳歯用既製金属冠修復：乳臼歯の修復

適応症 広範囲，多歯面にわたる齲蝕や齲蝕活動性の高い患者

形成不全歯

歯内療法後の歯

クラウンループやディスタルシューなど保隙装置の支台歯

全部鋳造冠修復と比較した特徴

長　所	短　所
・即日修復が可能 ・歯質の削除量が比較的少なく，多少のアンダーカットにも対応可能 ・多歯面齲蝕に有利 ・保持が良好 ・齲蝕罹患性の高い患者に適する ・障害児の修復に適する ・クラウンループやディスタルシュー保隙装置の一部になる	・自由な形態付与は困難 ・歯頸部の適合など，術者の技術が必要 ・審美性に欠ける ・咬耗により穿孔することがある

術式

乳歯用既製金属冠（乳歯冠）

手　順	術　式	使用器具
1. 支台形成	マージンは歯肉縁下 0.5 mm，ナイフエッジで形成 近遠心面は平行になるように歯質を削除 頬舌面は最大豊隆部を削除	ダイヤモンドバー
2. 冠の試適	支台歯に適合したサイズの乳歯冠を選択・試適する． 試適の着脱方向：上顎は頬側→舌側下顎は舌側→頬側	乳歯用既製金属冠
3. 冠の調整・研磨	冠縁が長すぎると試適時に歯肉縁に貧血帯を認める（A）． 冠縁が歯肉縁下 0.5～1.0 mm になるように金冠バサミ，カーボランダムポイントで調整する（B）．	金冠バサミ カーボランダムポイント
4. 辺縁部の適合・咬合調整	Gordon のプライヤーで辺縁を絞り込み，スナップ維持の形態をつける． Abel のプライヤーで歯頸部の膨隆付与をする． 咬合面調整鉗子で咬合関係を調整する（削合しない）（C）．	Gordon のプライヤー（C-①） Abel のプライヤー（C-②） 咬合面調整鉗子（C-③） 咬合紙
5. 仕上げ研磨	調整後，冠縁を研磨する．	研磨用具
6. 合着	乳歯冠の装着方向に注意してセメントで合着する（D）． 硬化するまでは対合歯との間にガーゼなどを咬ませない．	GI セメント

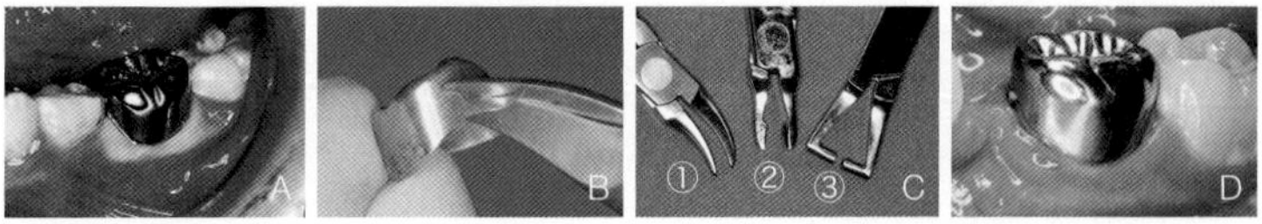

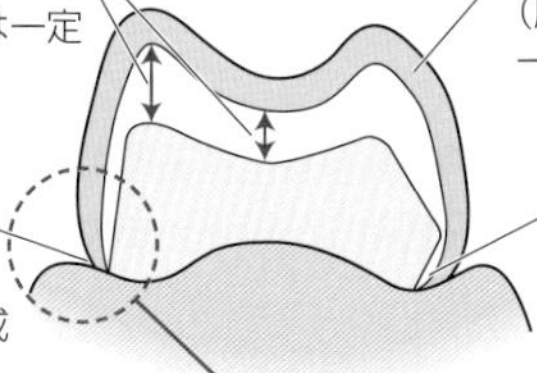

乳歯冠には，プレフォーム型（円筒型）とプレクリンプ型（すでに冠縁を絞り込んである）があるが，プレフォーム型は国内製造中止により入手困難となっている．

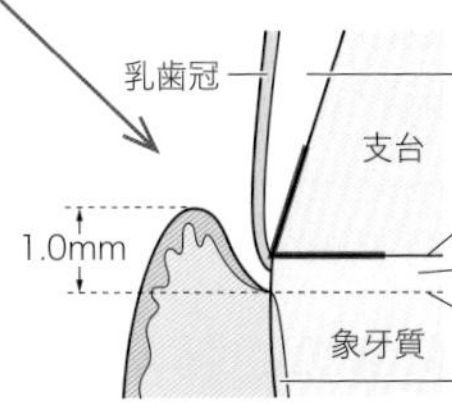

支台歯形成後のマージンは
ナイフエッジとする（赤線部）

Chapter 9

歯内療法

Check Point

- 乳歯と幼若永久歯の暫間的間接覆髄法は重要である.
- 乳歯と幼若永久歯の生活歯髄切断法の違いを理解する.
- 生活歯髄切断法の手順，使用器具・器材を覚える.
- アペキソゲネーシスとアペキシフィケーションの違いを明確にする.
- 抜髄，感染根管治療，抜歯の選択基準を整理しておく.
- 視覚素材を用いて術式を問われるのが最近の出題傾向である.

Ⅰ．乳歯の歯髄疾患 ※歯髄の特徴は p.40 を参照

A 特徴

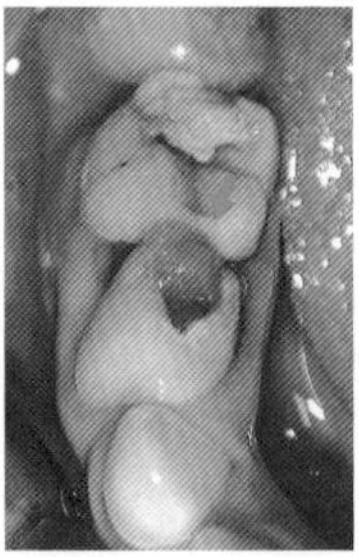

歯髄息肉

一般的特徴

- 乳歯齲蝕の多発に付随して罹患頻度が高い.
- 齲蝕から歯髄炎へ移行が速く，病状の悪化も速い.
- 疼痛など，臨床的な自･他覚症状が不明確である.
- 歯髄息肉（写真⬇）が多い.
- 適切な処置により自・他覚症状は改善されやすい.
- 臨床診断と病理組織診断の一致率が低い.

症状

①急性歯髄炎：著しい自覚症状←髄腔閉鎖からくる疼痛

> 冷水痛（急性単純性歯髄炎など）
> ↓
> 温熱痛，夜間痛（急性化膿性歯髄炎など）
> ↓
> 自発痛（歯髄炎末期では打診痛を伴うことあり）

②慢性歯髄炎：乏しい自覚症状←髄腔開放による内圧低下
主症状は露出した歯髄への刺激による咬合痛
（慢性潰瘍性歯髄炎，慢性増殖性歯髄炎）

エックス線画像所見

・初期は変化なし．
・急性炎症では歯根膜腔の拡大（下のエックス線画像参照）がみられることがある．

処置法の選択

①歯冠部歯髄に炎症が限局→生活歯髄切断法
②歯根部歯髄にまで炎症が波及→抜髄法

よくでる　急性化膿性歯髄炎の症例

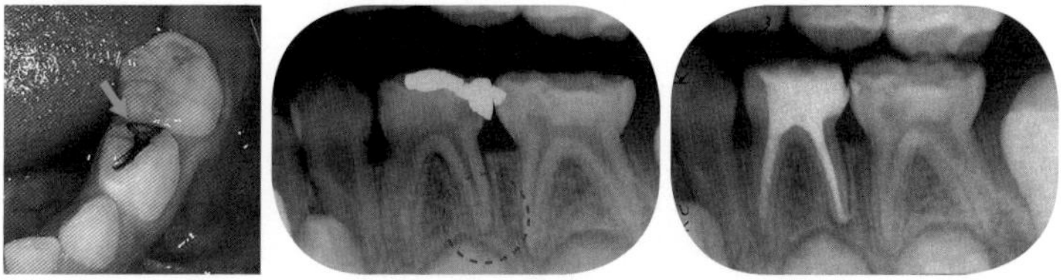

下顎左側乳臼歯部の自発痛を主訴に来院した．口腔内写真から⌈Dのインレー修復（⬇）が確認できる．エックス線画像では，⌈D修復物直下の齲窩が遠心髄角部歯髄腔と交通している．臨床診断は急性化膿性歯髄炎である．治療法は麻酔抜髄法が選択される．
遠心根に軽度の歯根膜腔の拡大を認めるが，**歯髄炎では乳歯歯根の病的吸収はなく（◌），炎症による後継永久歯への影響はない．**麻酔抜髄後，根管充塡を行う．

B 臨床診断基準

<table>
<tr><th rowspan="2">診査事項</th><th rowspan="2">主訴</th><th rowspan="2">歯髄腔</th><th rowspan="2">齲蝕の深さ</th><th rowspan="2">軟化象牙質の湿潤性</th><th rowspan="2">周囲歯肉状態</th><th colspan="2">打診</th><th colspan="2">温度診</th><th rowspan="2">歯根周囲透過像</th><th rowspan="2">電気診</th></tr>
<tr><th>垂直</th><th>水平</th><th>冷温</th><th>熱温</th></tr>
<tr><td>慢性単純性歯髄炎</td><td>なし</td><td rowspan="2">閉鎖性</td><td rowspan="2">象牙質</td><td>乾・湿</td><td rowspan="2">正常</td><td colspan="2" rowspan="2">–</td><td colspan="2">–</td><td rowspan="2">–</td><td rowspan="5">＋</td></tr>
<tr><td>急性単純性歯髄炎</td><td>疼痛</td><td rowspan="5">湿潤</td><td>–</td><td>–（＋）</td></tr>
<tr><td>急性化膿性歯髄炎</td><td>疼痛（＋腫脹）</td><td>閉鎖性（開放性）</td><td>象牙質（歯髄）</td><td>炎症（正常）</td><td colspan="2">＋（–）</td><td>–（＋）</td><td>–</td><td>–（＋）</td></tr>
<tr><td>慢性潰瘍性歯髄炎</td><td>咀嚼痛</td><td rowspan="3">開放性</td><td rowspan="3">歯髄</td><td rowspan="2">正常</td><td colspan="2">＋（–）</td><td>＋・–</td><td>–（＋）</td><td>–</td></tr>
<tr><td>慢性増殖性歯髄炎</td><td>咀嚼障害</td><td colspan="2">–</td><td colspan="2">–</td><td rowspan="2">＋（–）</td></tr>
<tr><td>歯髄壊疽</td><td>疼痛</td><td>正・炎</td><td>＋・–</td><td>＋（–）</td><td colspan="2">–</td><td>–</td></tr>
</table>

（長坂，1968，改変）

注 1：カッコ内は主症状以外で高率の所見を示し，中黒（・）はほぼ同率の所見を示す．
注 2：打診，温度診は永久歯に比較し明確でなく，臨床的な自・他覚症状が不明確である乳歯歯髄疾患の特徴を示している．

CHECK! インピーダンス値

電気抵抗測定器による値で露髄の有無を知る．
閉鎖性（健康象牙質の存在）：18.0 ± 2.0k Ω以上
仮性露髄：16.0 ± 2.0k Ω
露髄：12.0 ± 1.5k Ω以下

C 処置法

1）歯髄鎮静療法

適応症 歯髄充血，急性単純性歯髄炎

使用薬剤　主に酸化亜鉛ユージノールセメント(写真⬇)が用いられる.

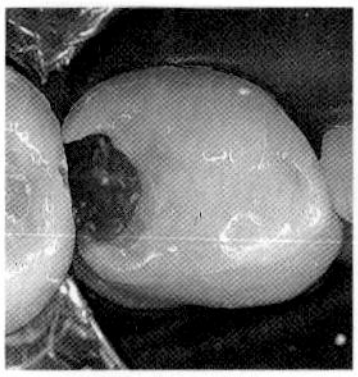

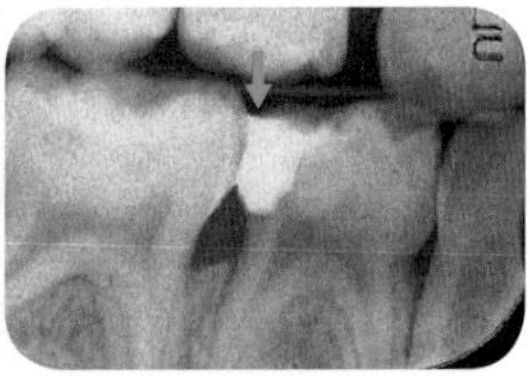

D⌉齲蝕症第 2 度
冷水痛 (+)

歯髄鎮静療法処置後

2) 間接覆髄法

適応症　急性単純性歯髄炎

使用薬剤　覆髄剤に酸化亜鉛ユージノールセメントや
水酸化カルシウム糊剤⬇を用いる.

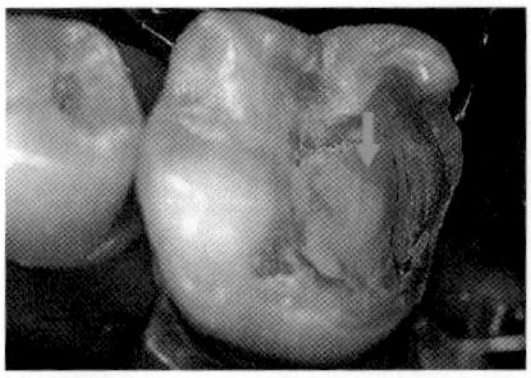

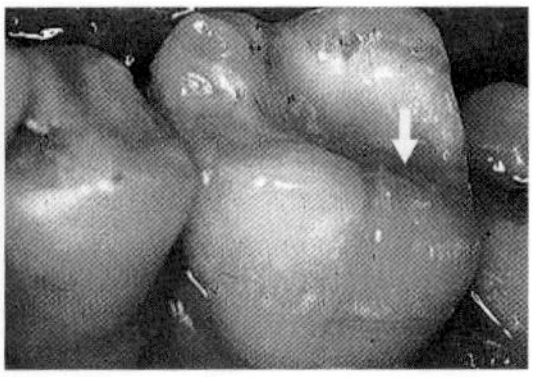

水酸化カルシウム糊剤にて覆髄⬇後, コンポジットレジンによる暫間修復⇩

3) 暫間的間接覆髄法 (IPC 法, GCRP 法)　よくでる

(幼若永久歯における処置法も同様である)

深在性齲蝕で, 齲蝕象牙質をすべて除去すると露髄が予想される場合, 齲蝕象牙質1層を残して覆髄剤を貼薬後, 暫間的に修復する. 窩底直下の象牙質の新生と軟化象牙質の再石灰化を促し, 象牙質の厚径増加を図り, **生活歯髄を極力保存する方法**.

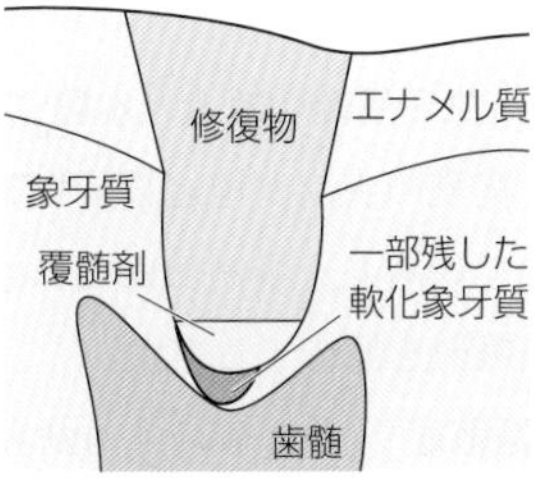

適応症　間接覆髄法と同じ

術式 IPC 法

	手　順	術　　式	使用器具・材料
初回治療	1. 局所麻酔・ラバーダム		
	2. 齲窩の開拡	露髄の危険のある部分の軟化象牙質は一層残存させ，他の部分の軟化象牙質はすべて除去する	切削用具，齲蝕検知液 スプーンエキスカベータ
	3. 齲窩の洗浄		
	4. 覆髄剤の貼付	歯髄に近接した象牙質面に必要最小限に貼付	水酸化カルシウム糊剤 酸化亜鉛ユージノールセメント
	5. 暫間充填	脱落・破折しにくく，緊密に封鎖できるもので充塡	GI セメントなど
	6. エックス線画像撮影	ラバーダム除去後，エックス線画像撮影	
2回目※	7. エックス線画像撮影	覆髄剤直下に修復象牙質の形成を確認する	※初回治療から 2～3 か月後
	8. ラバーダム		
	9. 残存齲蝕象牙質除去	暫間充填・覆髄剤除去後 慎重に前回残存させた軟化象牙質を除去する 直下に第二象牙質形成を確認する	切削器具 スプーンエキスカベータ
	10. 歯冠修復	（必要時には裏層して）最終修復へ	CR，インレーなど
	11. ラバーダム除去		

4）直接覆髄法

偶発的に露出した歯髄面を覆髄剤で直接貼付し，歯髄の保護と，露髄面をデンティンブリッジ（庇蓋硬組織）で閉鎖させる目的で行う．

適応症 窩洞形成中の偶発的露髄，外傷破折による露髄など，非感染性の健康歯髄の露髄

使用薬剤 覆髄剤は水酸化カルシウム糊剤や MTA セメントを用いる．

5）生活歯髄切断法（水酸化カルシウム〔Ca $(OH)_2$〕法） よくでる

歯髄の炎症が歯冠部歯髄に限局している場合に，歯冠部歯髄を根管口部で切断し，歯髄切断面に水酸化カルシウムを貼付して乳歯の生理的歯根吸収を期待する方法

適応症 急性単純性歯髄炎，急性化膿性歯髄炎，慢性潰瘍性歯髄炎，慢性増殖性歯髄炎
（上記のいずれかに診断され，根管歯髄に炎症変化がない場合）

使用薬剤 水酸化カルシウム

術式

生活歯髄切断法（水酸化カルシウム法）

手　順	術　　式	使用器具・材料
1. 局所麻酔・ラバーダム		
2. 齲窩の開拡	齲蝕象牙質除去（A）	切削用具 スプーンエキスカベータ
3. 髄腔の開拡 4. 天蓋除去	髄角を点状に露髄させ（B）つなげるように削合し（C），天蓋を一塊に除去する 露髄後は滅菌した器具を使用する	切削用具 スプーンエキスカベータ
5. 歯冠部歯髄除去	歯冠部歯髄をラウンドバーまたはエキスカベータで除去（D），削片は滅菌精製水で洗浄し水分は滅菌綿球で拭き取る（E）	ラウンドバー， スプーンエキスカベータ， 綿球（すべて滅菌済）
6. 歯髄の切断	根管口よりやや大きめのラウンドバーで歯髄を切断（F） 滅菌精製水で洗浄，綿球にて乾燥	ラウンドバー， 綿球（すべて滅菌済）
7. 水酸化カルシウム貼付	水酸化カルシウム糊剤を，切断面と髄床底を覆うように貼付し，滅菌綿球で圧を加えすぎないように密着させる（G）	水酸化カルシウム 滅菌綿球
8. 裏層・仮封	グラスアイオノマーセメントで裏層・仮封（H） （裏層に酸化亜鉛ユージノールセメントの使用も可）	GI セメント
9. エックス線画像撮影	ラバーダム除去，咬合調整，エックス線画像撮影（I）	

後日，乳歯用既製金属冠修復を行う（J）

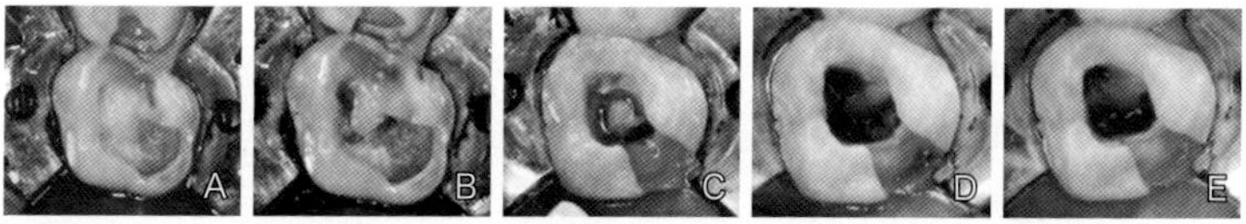

齲蝕除去　点状露髄　天蓋除去前　歯冠部歯髄除去　洗浄

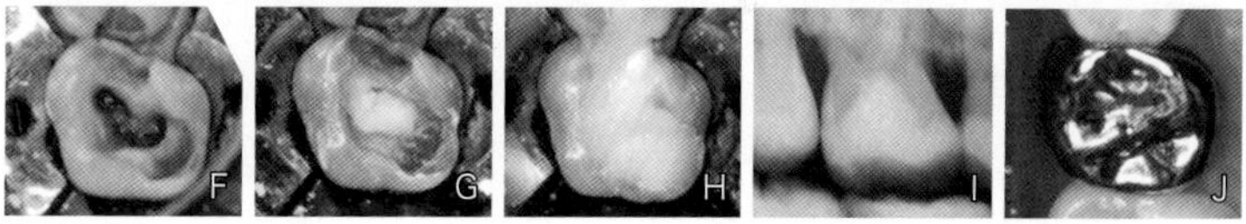

歯髄切断後　覆髄　セメント仮封　生切後　乳歯冠合着

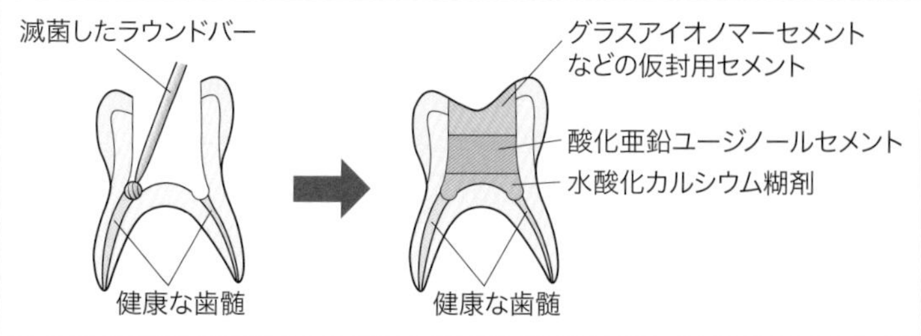

生活歯髄切断法（水酸化カルシウム法）の術式

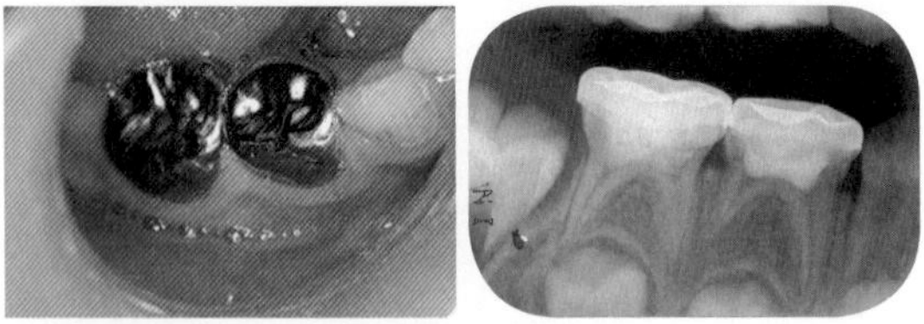

生活歯髄切断後の下顎乳臼歯（ED|）
歯髄処置後は乳歯用既製金属冠にて修復する.

治癒機転　**水酸化カルシウム**は強アルカリ(pH12.4)であるため，1日後の切断面歯髄には壊死層がみられ，2～4日後には壊死層と生活組織の間に分界線が現れる．2週間後には**デンティンブリッジ（庇蓋硬組織）の形成**がみられ，象牙前質，象牙芽細胞の配列がみられる．予後不良例では，根分岐部の歯槽骨吸収と内部吸収が多い.

6）FC 歯髄切断法

残存した歯根部歯髄切断面に**ホルモクレゾール（FC）**を貼付する方法

適応症　水酸化カルシウム法と同様である．FC は殺菌力が強く，水酸化カルシウム法に比べ適応範囲がやや広い.

治癒機転　残存歯髄は FC で固定され，一部萎縮・退行性変化を示し，生活力は減少していく．デンティンブリッジの形成はない（もしくは少ない）．内部吸収を認めることもあるが，不快症状の発現は水酸化カルシウム法より少ない.

術式　図を参照．水酸化カルシウム法と基本的に同様である.

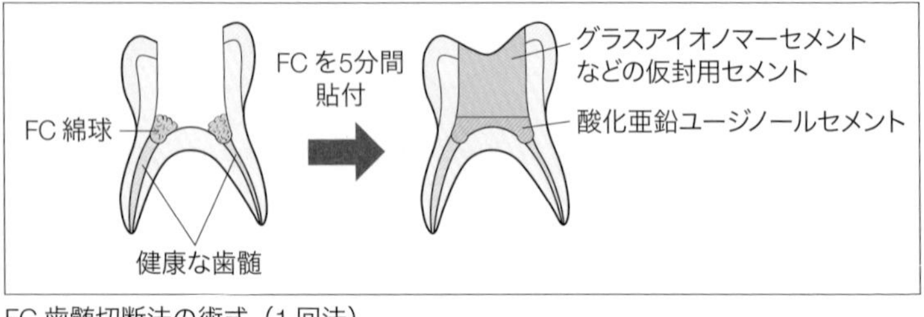

FC 歯髄切断法の術式（1 回法）

7）麻酔抜髄法

歯髄への炎症が歯根部歯髄まで波及している場合，歯髄をすべて除去し，根尖歯周組織や永久歯歯胚への炎症の波及を防止する方法

適応症　急性化膿性歯髄炎，慢性潰瘍性歯髄炎，慢性増殖性歯髄炎
（上記のいずれかのうち，全部性と診断された場合）

Ⅱ．乳歯の根尖性歯周炎

A 特徴　よくでる

症状

咬合痛（打診痛），歯の動揺，歯肉の腫脹，膿瘍，自発痛（急性期）

エックス線所見

歯根膜腔の拡大，歯槽硬線の消失，歯槽骨の吸収，歯根の病的吸収，後継永久歯歯胚の位置異常（写真◌）

処置法の選択

①歯根の吸収が 1/3 以下→感染根管治療

②歯根の吸収が 1/3 以上→抜歯

③歯根吸収がなくても歯槽骨の吸収が大きい

4 歳以下の乳前歯
5 歳以下の乳臼歯
→抜歯
（後継永久歯歯胚に影響する可能性が高いため）

	歯根安定期 （歯根完成～歯根吸収開始）	後継永久歯 の歯冠完成
乳中切歯	2～4 歳	4～5 歳
乳側切歯	2～5 歳	4～5 歳
乳犬歯	4～7 歳	6～7 歳
第一乳臼歯	3～8 歳	5～6 歳
第二乳臼歯	3～8 歳	6～7 歳

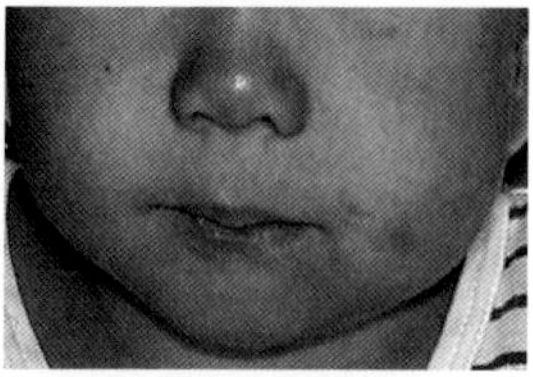

急性期の根尖性歯周炎
小児患者は腫脹が外頬部に及ぶことも多い．

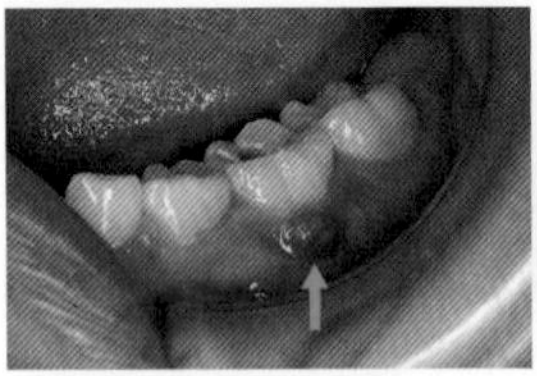

E根尖性歯周炎による
歯肉膿瘍

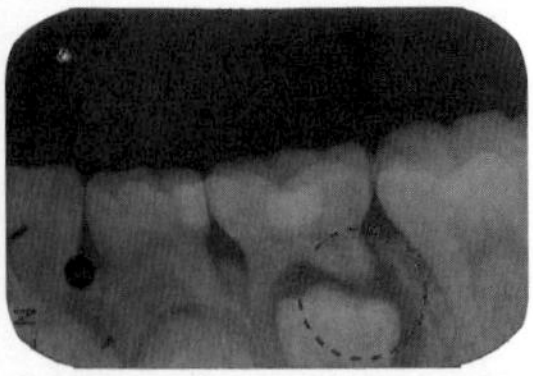

乳歯歯根周囲の病巣部には近接
した永久歯歯胚が確認できる.

B 処置法 よくでる

1）感染根管治療

適応症　歯髄壊死，歯髄壊疽，根尖性歯周炎

以下の点を考慮して処置法を決定する.

- **乳歯歯根の吸収状態**：歯根吸収が 1/3 以下
- **歯根周囲の病巣の大きさと歯槽骨の吸収状態**
  ：病巣が大きく歯槽骨の吸収が大きければ抜歯の適応となる.
- **炎症の波及状態と永久歯歯胚の発育状態**
- **歯冠崩壊の程度**：防湿，修復が可能かどうかを判断する.

乳歯の根管治療が困難な理由
- 術野が狭い
- 副枝が多い
- 器具が成人と同じ
- 小児の対応が難しい
- 治療時間が長くとれない
- 生理的吸収が起こる

CHECK!

乳幼児における乳歯の根尖性歯周炎は
後継永久歯歯胚に影響を及ぼしやすい
（Turner 歯）←歯冠石灰化が完了していない

参考：**MTA**（mineral trioxide aggregate）
近年使われるようになった本材は，水硬性セメントで硬組織形成作用を有し，良好な生体適合性，封鎖性，抗菌性を示すことから，水酸化カルシウムにとって代わる材料として注目されており，直接覆髄法や生活歯髄切断法などに適用されている.

2）抜歯

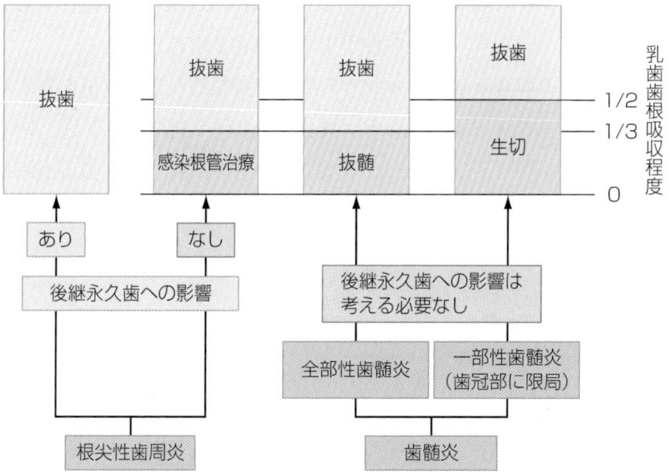

Ⅲ．乳歯の根管充填

抜髄後，感染根管治療後に適応する．

根管充填のタイミング

・臨床症状の消失：疼痛，根尖部歯肉の発赤，腫脹，圧痛，打診痛の消失

・炎症症状の鎮静化：出血を認めない．

・根管細菌の減少：腐敗臭，根管内浸出液，膿汁の消失

乳歯根管充填剤の所要性質

・根管内へ容易に充填でき，完全に**根尖を閉鎖**できる．

・歯根の吸収に**同調して吸収**される．

・適度の**持続性の殺菌力**がある．

・組織親和性があり，根尖部組織の**治癒を促進**する．

・後継永久歯および歯周組織に**傷害を与えない**．

・**エックス線造影性**がある．

・**収縮や膨張**など形態や性質に変化を起こさない．

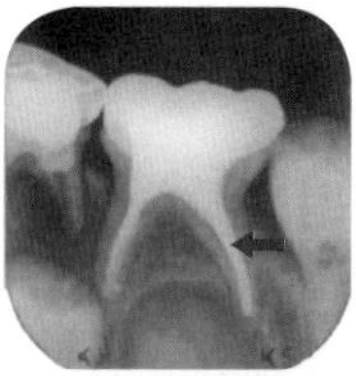
エックス線造影性がある酸化亜鉛ユージノール系糊剤による⌈Eの根管充填⬆

乳歯根管充塡剤の種類

・水酸化カルシウム糊剤：乳歯歯根より糊剤の吸収が若干先行するが，吸収性がよく，現在多用されている．

・ヨードホルム配合水酸化カルシウム糊剤：持続的な殺菌作用を有する．

・酸化亜鉛ユージノールセメント：硬化するという利点があるが，やや吸収されにくい．操作性も劣る（練和）．

CHECK!

乳歯では非吸収性根管充塡剤は使用しない．
例）ガッタパーチャ

Ⅳ．幼若永久歯の歯髄疾患

A 幼若永久歯歯髄の特徴 （p.41 参照）

・歯髄腔が大きく，髄角も尖鋭→露髄の危険性が高い．

・根尖部では根管が**漏斗《ろうと》状に開口**し，**歯根は未完成**である．

・象牙質厚径が成熟永久歯より薄い．特に歯根部は脆弱である（写真⬇）

・第二象牙質の形成が認められない．

・象牙細管が太く，外来刺激を伝達しやすい．

・根尖部の歯髄組織，根尖周囲組織の量が多い．

・歯髄の修復力が期待できる．

・感染をきたすと，病変は急速に拡大し，根尖周囲組織に波及する．

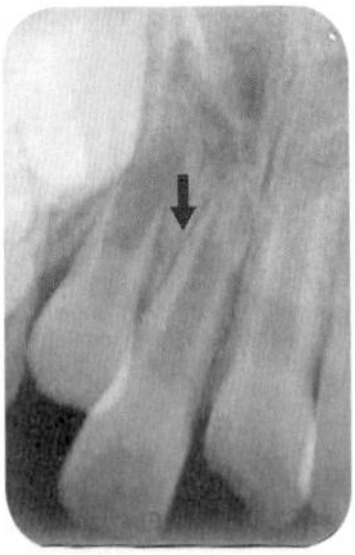

B 幼若永久歯の歯髄処置

1）間接覆髄法，直接覆髄法，暫間的間接覆髄法

・乳歯歯髄炎の処置法と同様

・特に**幼若永久歯の暫間的間接覆髄法**は有用である．

2）生活歯髄切断法（水酸化カルシウム法）

・歯髄の炎症が歯冠部歯髄に限局している場合に，歯冠部歯髄を根管口部で切断し，歯髄切断面に水酸化カルシウムを貼付して，**デンティンブリッジ（庇蓋硬組織）の形成**とその後の**歯根の正常な発育**を期待する方法

・歯根の形成に重要な役割を果たす Hertwig 上皮鞘の生活力が維持されていることが重要である．したがって，歯髄失活を起こす**失活歯髄切断法や FC 法は幼若永久歯には禁忌**である．

適応症　乳歯と同様

術式　乳歯と同様

治癒機転　生活歯髄切断後の順調な歯根の発育と根尖の閉鎖を示す治癒機転をアペキソゲネーシスという．

3）抜髄法

適応症　全部性歯髄炎，小臼歯中心結節の破折による歯髄感染，外傷による歯冠破折後の歯髄感染

処置時の注意事項

・歯根が未完成で根尖が漏斗《ろうと》状に開いているため，抜髄，ファイリング操作には十分に気をつける．

・根尖周囲組織を損傷しない．

・根尖部付近の象牙質壁はきわめて脆弱であることを意識する．

・根管消毒薬の貼付は刺激の少ない薬剤を選択する．

　→**パラホルムや亜ヒ酸などの歯髄失活剤**は用いない．

根管充塡　**水酸化カルシウム系糊剤**を根尖閉鎖まで暫間的に用いる．根尖閉鎖後はガッタパーチャポイントを用いた根管充塡に移行する．

治癒機転

・根尖部に Hertwig 上皮鞘と健康な歯髄組織が残存するときは，生活歯髄切断法と同様にアペキソゲネーシスとなる．

・歯髄組織が完全に除去され，Hertwig 上皮鞘も破壊されたときは，歯根の形成は停止し，アペキシフィケーションとなる．

4）感染根管治療

根尖部歯周組織にまで炎症が波及した場合

適応症　根尖性歯周炎，歯髄壊疽

治癒機転　アペキシフィケーションとなる．

C 幼若永久歯根管充填後の根尖閉鎖の様式　よくでる

治癒の形態には2つの様式がある．

1）アペキソゲネーシス→生活歯髄切断

Hertwig上皮鞘が根尖部に残存している場合では，根尖の生理的発育が促され，正常な根尖の閉鎖が行われる．

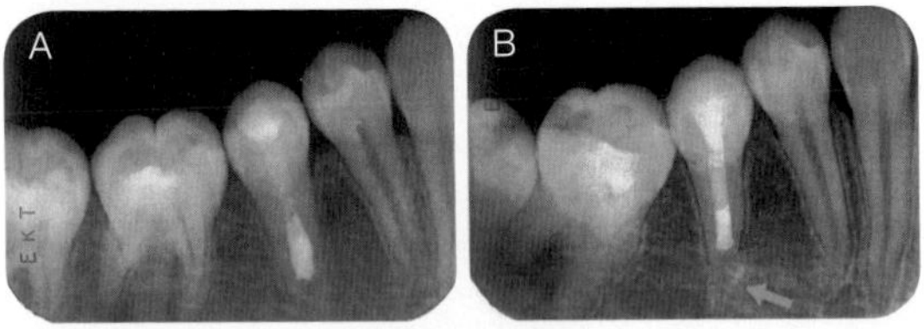

5|中心結節破折による急性歯髄炎
A：麻酔抜髄（根尖近くでの歯髄切断）後に水酸化カルシウム糊剤による根管貼薬でデンティンブリッジ形成を期待する．
B：デンティンブリッジの形成⬆と生理的な歯根形成⬆を認める．

2）アペキシフィケーション→感染根管治療

根尖部まで歯髄が壊死，壊疽に陥った歯に対する硬組織形成による根尖の狭窄あるいは閉鎖のこと．失活歯の根未完成歯に行われる．

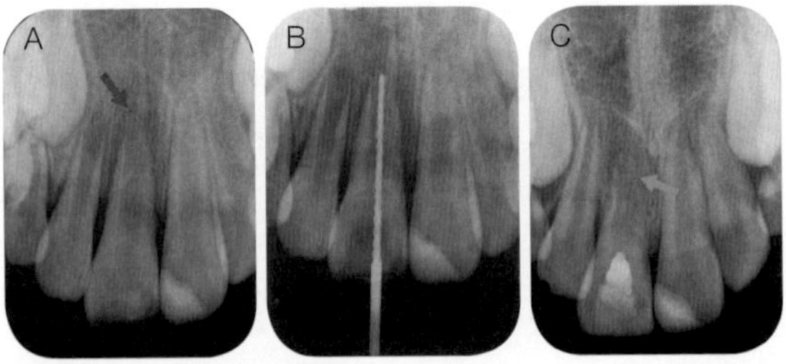

1|外傷による根尖性歯周炎
A：根尖周囲に軽度の歯槽骨吸収⬆を認める．B：歯髄はすでに失活しており，感染根管治療を行った．C：根尖は閉鎖したが歯根の伸長はないことが|1の歯根形成状態と比較するとよくわかる．根尖部の象牙質は菲薄⬆である．

V．まとめ

歯髄疾患の経過と処置

歯髄疾患の経過	処置法	
歯髄 ← 齲蝕などの刺激		
↓ 歯髄充血	鎮静法，間接覆髄	
急性単純性歯髄炎	鎮静法，間接覆髄，生切	
慢性歯髄炎		
急性化膿性歯髄炎 ←→ 慢性潰瘍性歯髄炎 ←→ 慢性増殖性歯髄炎	歯冠部歯髄のみ（一部性）	生切
	歯根部歯髄まで（全部性）	抜髄 → 根管充填
歯髄壊死 歯髄壊疽	感染根管治療 → 根管充填	
↓ 根尖性歯周炎	感染根管治療 → 根管充填 抜歯	

※乳歯では処置方針が生理的歯根吸収状態などの条件により変化する

代表的使用薬剤の効果

分　類	薬剤名	用　途				
		根管消毒薬	直接覆髄剤	間接覆髄剤	歯髄鎮静消炎剤	象牙質消毒薬
水酸化カルシウム製剤	水酸化カルシウム	○	○	○	—	—
ホルムアルデヒド製剤	ホルムクレゾール（FC）	○	—	—	×	×
ヨード製剤	ヨードチンキ（J）	○	—	—	—	—
	ヨードグリセリン（JG）	○	—	—	—	—
フェノール誘導体製剤	CMCP	○	—	—	○	○
	グアヤコール	○	—	—	○	○
酸化亜鉛ユージノール製剤	酸化亜鉛ユージノール	—	—	○	○	○

Chapter 10

歯の外傷

Check Point

・歯の形成時期を理解したうえで，外傷による後継永久歯への影響を説明できるようにする．
・一般問題，視覚素材を用いた問題ともに出題が多い．
・視覚素材を用いた問題では治療法を問う問題が多い．
→受傷時年齢や所見から適切な診断が行えるようにする．

Ⅰ．歯の外傷の疫学

	乳　歯	永久歯
好発年齢	1～3歳	7～9歳
	乳歯直下には後継永久歯歯胚があることに注意 乳歯・永久歯ともに歯の萌出時は歯根が未完成 →歯髄を可及的に保存する	
性　別	男児＞女児	男児＞女児 男児が女児の約2倍
好発部位	$\underline{A}$ ＞ $\underline{B}$ ＞ $\overline{A}$ ＞ $\overline{B}$	$\underline{1}$ ＞ $\overline{1}$ ＞ $\underline{2}$ ＞ $\overline{2}$
受傷様式	動揺，振盪など，脱臼が約65% （脱臼＞破折）	歯冠破折が多く歯根破折と合わせて約50% 7歳までの幼若永久前歯は破折より脱臼が多い
受傷原因	転倒＞衝突＞転落 （1，2歳：転倒＞転落＞衝突 3歳以上：転倒＞衝突＞転落）	転倒＞衝突＞転落
初診時の処置	必要時には整復固定，歯冠破折の修復，歯内療法，抜歯	
	動揺・振盪では経過観察が多い	再植
その他	事故やスポーツ外傷，近年は小児虐待*も報告されている	

*小児虐待のうち身体的虐待では頭部・顔面部の傷害が過半数を占める．

Ⅱ．診査と記録

病歴　**受傷時期と経過時間，発生時の状況と場所，**他院受診の有無，自覚症状，過去の歯の外傷の既往，全身の既往歴，**破傷風ワクチン接種（DPT）の有無，意識障害の有無**（グラスゴーコーマスケールやJapan coma scaleを用いる）

視診　破折・亀裂は光照射器を用いるとわかりやすい．

触診　動揺度の診査．複数歯が同時に動くようなら歯槽骨骨折を疑う．

打診　軽度な打診に反応する場合は歯根膜損傷（亜脱臼）が疑われる．

歯髄診　電気診や温度診．**根未完成歯は完成歯に比べ閾値が高い．受傷直後は無反応でも１～２か月に回復することもある．**

エックス線検査　受傷歯を中心に2方向以上から撮影し，歯根形成段階，歯根破折・吸収の有無，歯髄腔の形態，歯槽骨骨折の有無，歯根膜腔の状態，乳歯根と永久歯歯胚との関係，異物埋入の有無を確認する．

＊歯科受診前に全身状態の確認（嘔吐，出血，意識障害など）する．

Ⅲ．歯の外傷の臨床診断

外傷

歯周組織損傷

①振盪：病的動揺や変位はないが，打診に反応＝打撲

②亜脱臼：病的動揺があるが変位はない

③脱臼：病的動揺と変位がある

- **挺出**：歯槽の歯軸側外方への変位（写真A）
- **転位**：歯槽の歯軸側以外への変位（写真B）
- **陥入**：歯槽の歯軸側内方への変位（写真C，D）

④脱落

⑤歯槽骨骨折

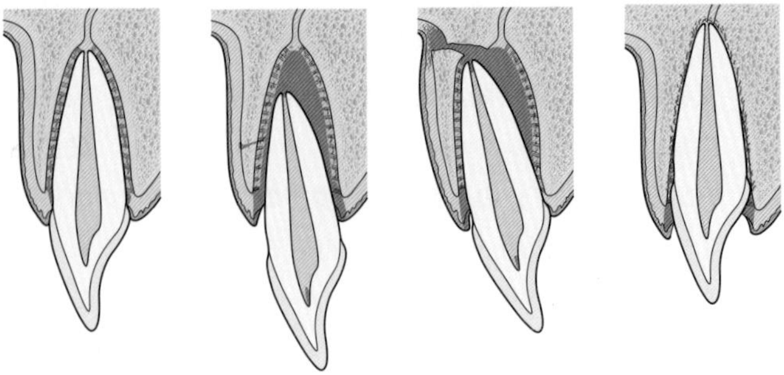

亜脱臼　挺出　転位　陥入

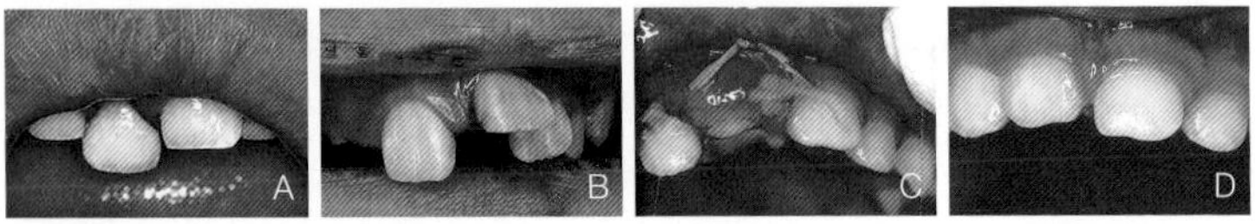

A|の挺出　|1 の転位　A|の陥入　2 か月後再萌出

硬組織損傷

①歯冠破折（写真 E，F）

②歯冠歯根破折

③歯根破折（写真 G，H）

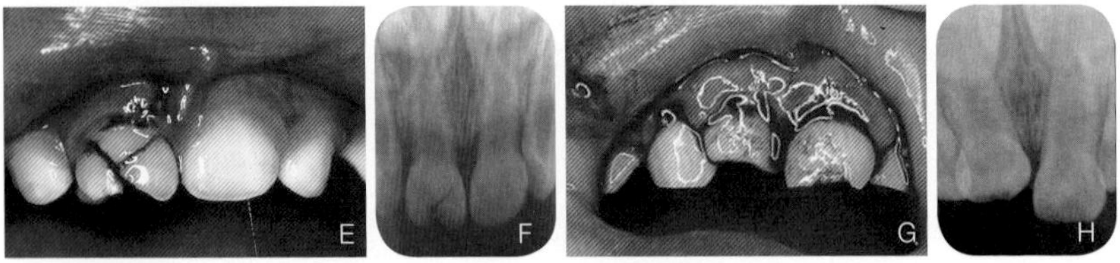

A|の歯冠破折　|A の歯根破折

外傷の分類：Ellis & Davey の分類，Andreasen の分類，日本外傷歯学会の分類などがある．

Ⅳ．乳歯および幼若永久歯外傷の処置法

歯周組織損傷

①振盪：患部の安静（動揺が生理的範囲では固定の必要なし）

②亜脱臼：動揺度が大きい場合は固定を短期間行う．

③脱臼

・可及的に歯を本来の位置に戻し固定する．

・歯槽骨骨折がある場合は固定期間をやや長くする．

・陳旧性*の脱臼の場合は整復は行わず経過観察する．

*陳旧性とは，時間が経過した古いもの

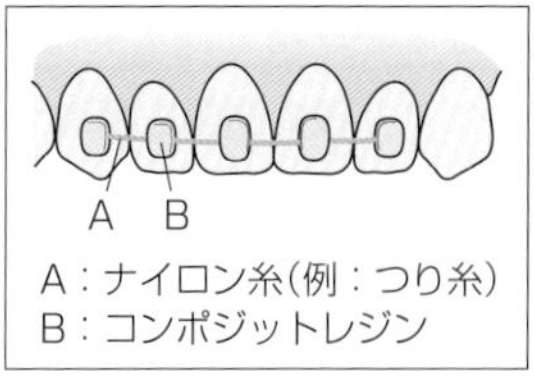

ゆるやかな固定の例

固定期間
歯槽骨折なし：1～2週間
　　　　あり：1か月前後
歯根破折：2か月
再植（歯槽骨折なし）：1～2週間

・**乳歯の陥入では経過観察により数か月で再萌出することが多い**（p.84 写真 C，D 参照）．

・陥入した乳歯が後継永久歯胚を障害している場合は，整復または抜歯が適応である．

・幼若永久歯の陥入では，歯髄の治癒力と再萌出を期待し経過観察する．

④脱落

・永久前歯が完全脱落した場合は再植を試みる（乳歯では原則的に行わない）．

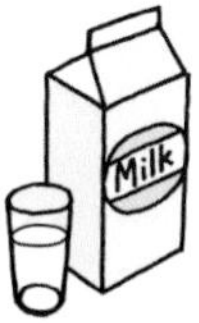

・脱落からの時間が短く（30分以内），保存状態（歯牙保存液，**牛乳**，生理食塩水中に保存）がよければ，歯根膜の治癒・回復が期待できる．

・再植歯歯根表面の歯根膜の状況が悪いと，**炎症性吸収**により歯根が吸収し病的動揺が出現することや，逆に動揺が消失し再植歯と歯槽骨が骨性癒着することがある．

・感染予防のため抗菌薬の処方が必要となる．

硬組織損傷

①歯冠破折

・象牙質に及ぶ実質欠損…覆髄後，接着性レジンで歯冠修復する．

・露髄を伴う場合…**直接覆髄法，部分的生活歯髄切断法**で**歯根形成を誘導**する（**アペキソゲネーシス**）．歯髄感染の場合，抜髄法や感染根管処置し，根未完成歯では水酸化カルシウムを用いて，**アペキシフィケーション**により**根尖閉鎖を誘導**する．

②歯冠歯根破折

破折面が歯槽骨縁下に及ぶ場合は抜歯を行う．歯槽骨縁上の場合は歯内療法を行い保存を試みる．乳歯では原則的に抜去

③歯根破折

破折面が歯槽骨縁下の場合，整復し**強固な固定**を比較的**長期間**行い，破折部の修復（結合組織，骨，**セメント質**による）を期待する．

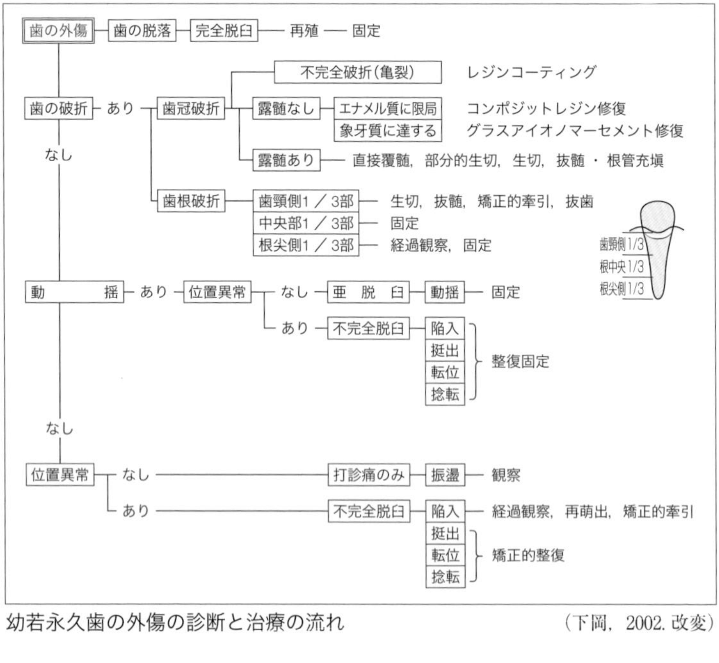

幼若永久歯の外傷の診断と治療の流れ　（下岡，2002. 改変）

V．幼若永久歯外傷の予後

①脱臼の予後

・振盪，亜脱臼では予後良好が多い．

・挺出，転位では歯髄腔狭窄が多く，陥入では歯髄壊死が多い．

・完全脱臼歯の再植で置換性吸収が生じると，隣在歯と比べ低位化する．

②硬組織損傷の予後

・歯冠破折で接着性レジン修復を施したものは予後良好が多い．

・露髄による生活歯髄切断法の予後は，良好例ではデンティンブリッジ（庇蓋硬組織）が形成されるが，根伸長後に歯髄炎・根尖性歯周炎となる例もあるため長期観察が必要である．

・歯根破折では歯頸部付近で起きた場合は予後不良となる．

③予後診査基準

自発･誘発痛，歯冠部変色，歯肉発赤腫脹，動揺度，打診，歯髄診，エックス線（**歯髄腔狭窄**や**歯根外部吸収**，**歯根内部吸収**）などを診査する．

Andreasen は歯根外部吸収を以下の 3 つに大別した．

表在性吸収

・歯根表面のわずかな吸収は，新生セメント質により修復される．

置換性吸収

・歯根膜腔消失と進行性歯根吸収により，歯根が歯槽骨に徐々に置換する．

・打診により金属音が確認できる．

・若年者では骨のモデリングが早いため，成人に比べ進行が早い．

炎症性吸収

・壊死した根管や感染により，歯根セメント質・象牙質が吸収する．

・若年者では象牙細管が広く，歯根表面のセメント質が薄いため進行が早い．

・治療には歯髄壊死組織の除去と水酸化カルシウム貼薬が有効である．

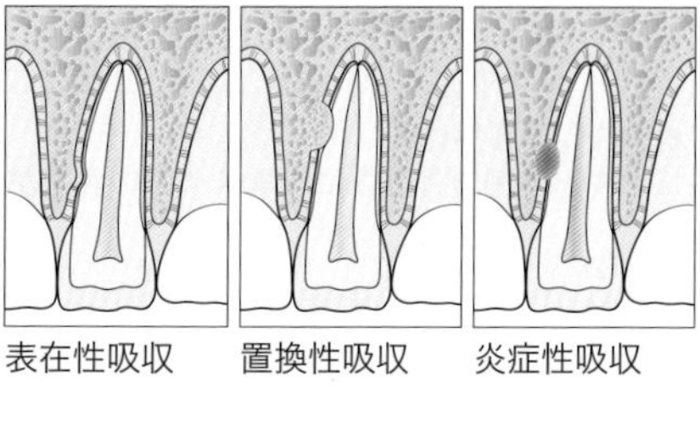

表在性吸収　置換性吸収　炎症性吸収

Ⅵ. 乳歯外傷の後継永久歯への影響

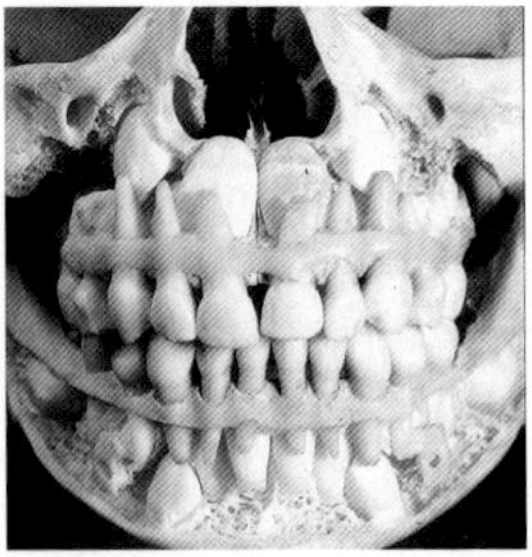

乳歯根尖部に近接して永久歯歯胚が認められる

後継永久歯の 50 ～ 65％に影響が現れる．

後継永久歯に出現する症状

①エナメル質の白斑，黄斑

・基質添加終了後の石灰化成熟期に受傷

・黄斑は血液分解産物による．脱臼に多い．

②エナメル質などの歯質減形成

・基質添加終了前の受傷による．

・陥入に多い．

・受傷年齢が低いほど重傷度が高い．

・減形成は 0 ～ 1 歳，黄斑は 2 ～ 3 歳の受傷が多い．

③歯根の形成不全（彎曲や屈曲）

④歯根の形成停止

⑤萌出遅延・萌出位置異常

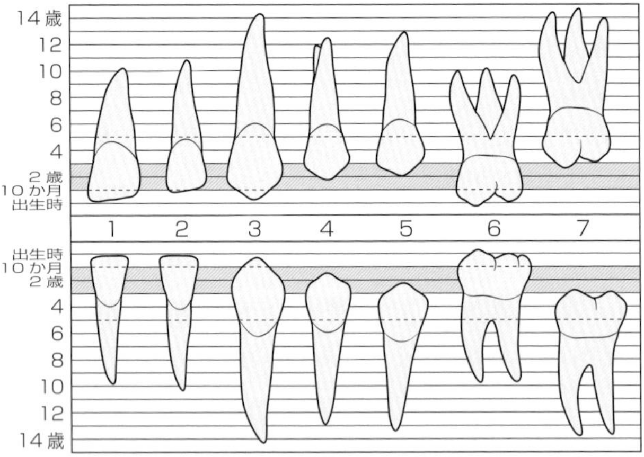

永久歯の発育年代表　(Massler & Schour, 1941. 改変)

▨ 先行乳歯の外傷後に後継永久歯に影響が現れる範囲

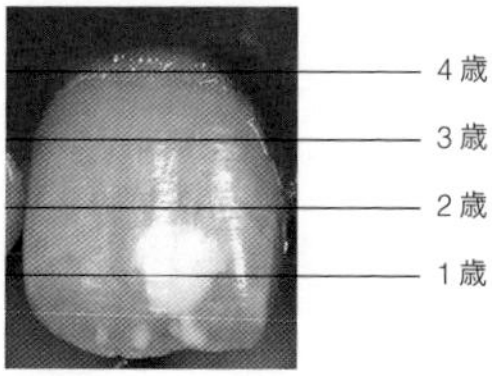

外傷による1|の白斑
形成不全の原因が1歳頃にあったと推測できる.

CHECK! （p.16, 裏表紙参照）

乳中切歯：歯根完成…1歳半
　　　　　歯根吸収開始…4歳
中切歯：石灰化開始…3～4か月
　　　　歯冠完成…4～5歳
　　　　歯根完成…9～10歳

Ⅶ. 小児のスポーツ外傷の予防

競技用スポーツ時に顎顔面領域の外傷予防のため，マウスガードが用いられる.

製作時の留意点

・顎，歯列，咬合の成長発育を考慮する.
　→短期間での定期的な調整または再製が必要（特に混合歯列期）
・萌出途上歯をブロックアウトする.
　→適合が悪い場合がある.

Chapter 11

外科的処置

Check Point

・視覚素材を用いた問題の選択肢には抜歯が含まれることが多いので，抜歯の適応症を理解し，診断と処置の選択を確実にする．
・小児の発達に合わせた薬剤量の算出法や投薬方法も重要である．
・外科処置の器具の名称や形態，使用用途も出題されている．

Ⅰ．小児の局所麻酔

・無痛処置の励行が患児の協力を得るうえで重要である．
・刺入点への**表面麻酔**が効果的である．
・小児の顎骨は成人に比べ多孔性なため，**浸潤麻酔**が多くの症例で有効である．
・注射針の太さは 31G，33G，35G など細いものを使用する．
・注入時は GSL（gently，slowly，light pressure）で一定の速度で行う．電動注射器による注入も効果的．
・咬傷に注意する．

Ⅱ．乳歯の抜歯

適応症

①病的な状態の乳歯（保存不可能な乳歯）

・歯冠の崩壊が著しい（防湿困難）．
・根尖病巣が大きく治癒の可能性が低い．
・歯根尖露出乳歯
・外傷により保存不可能な歯根破折歯や陥入歯

②咬合誘導上抜去を要する乳歯

・脱落期による動揺乳歯
・乳歯の晩期残存
・後継永久歯の萌出を障害している先行乳歯
・乳歯の保存により咬合や歯列の異常を起こすおそれのある場合

③その他

・過剰歯や埋伏歯
・授乳困難をきたす先天歯
・骨折線上の乳歯

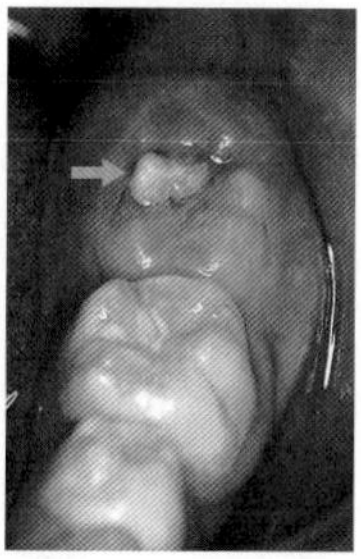

萌出性腐骨（➡）
大臼歯が萌出する際に吸収されずに残った歯槽骨の一部．$\overline{6}$によく認める．違和感があれば除去する．

非適応症

①禁忌症

・顎骨に急性化膿性炎症を認める場合
・口腔粘膜の急性，広範性の炎症を認める場合

②抜歯に際し配慮する場合

・全身疾患を有する患児の場合
　血液疾患（白血病，血友病，紫斑病，貧血など），
　内分泌異常，糖尿病，心身障害児，腎疾患，心疾患など

乳歯抜去の留意事項

・必ず**保護者の承諾**を得てから行う.

・エックス線画像により病巣や**乳歯と永久歯の位置関係を確認**し,
後継永久歯に損傷を与えない.

・歯の解剖学的形態や乳歯の生理的歯根吸収様式を理解したうえで行う.

上顎乳前歯は根尖が唇側に屈曲

下顎乳前歯は舌側から吸収開始

乳臼歯では歯根の離開が大きく彎曲→歯根分割を行うこともある.

乳前歯は鉗子で把持後，回転させながら抜去

乳臼歯は鉗子で把持後，頬舌的に大きく動かし抜去

必ず乳歯用鉗子を用いる（永久歯用で代用しない）

・抜去歯の誤飲や気管内吸引に注意する.

・後継永久歯歯胚を考慮し**不要な掻爬は避ける**.
ただし，不良肉芽組織は注意のうえ，掻爬する.

Ⅲ. 薬物療法

A 小児の薬物に対する特性

・呼吸中枢や血管中枢に作用する薬物に対して感受性が高い.

・大脳に作用する薬物には耐性が強い.

・有効量と中毒量の幅が狭い.
（成人より LD50 は低く，安全域が狭いので薬用量に注意）

・薬物感受性には個体差がある.

小児薬用量の算出法

算出法	名　称	式	備　考
年　齢	**Young の式**	成人量×年齢/(年齢＋12)	2 歳以上の小児に適用
	Augsberger の式（Ⅱ）	成人量×(年齢×4＋20)/100	満 1 歳以上に適用★
体　重	Clark の式	成人量×体重（ポンド＊）/150	＊1 ポンド≒0.45 kg
体表面積	Crawford の式	成人量×体表面積（m^2）/1.73	体表面積（m^2）＝体重(kg)$^{0.425}$×身長(cm)$^{0.725}$×71.84

算出に用いられている数値

★体表面積法で求めた小児薬用量と近似する.

Von Harnack の小児薬用量換算表

年　齢	未熟児	新生児	3 か月	6 か月	1 年	3 年	7.5 年	12 年	成人
薬用量（成人比）	1/10	1/8	1/6	1/5	1/4	1/3	1/2	2/3	1

体表面積近似値を用いて換算

体表面積の利点

- 熱量喪失が体表面積に比例する.
- 心拍量，循環血液量は体表面積と平衡関係にある.
- 細胞外液の年齢変化と平衡関係にある.

B 投薬（与薬）方法

- 内服薬には散剤，錠剤，カプセル剤，シロップ剤などがある.
- 内服時期は，空腹時が最も薬物の吸収がよいが，抗菌薬，解熱鎮痛薬などは副作用防止の観点から食後 30 分くらいに与えることが多い.
- 5 歳未満では錠剤やカプセルは嚥下が困難なので，散剤，シロップやドライシロップを用いる.
- 投与回数は薬剤の吸収速度，体内分布，代謝速度，排泄速度，症状などを考慮して決める.

Ⅳ．顎骨の炎症および継発症

齲蝕に続発し根尖性歯周炎（p.75 参照）から波及する根尖性のものが多い．小児では辺縁性歯周炎から波及するものは少ない．

		症　状	処　置
歯槽骨炎	急性	歯根膜期：自発痛（＋）原因歯咬合痛，打診痛 骨内期：所属リンパ節の腫脹，拍動痛，発熱 骨膜下期：腫脹，硬結，圧痛，自発痛軽減 粘膜下期：疼痛軽減，膿瘍形成	投薬（抗菌薬，抗炎症薬） 消炎処置 炎症消退後に原因歯の歯内療法または抜歯
	慢性	瘻孔，排膿	投薬，原因歯の根管治療または抜歯
顎骨炎	急性	初期：原因歯自発痛・打診痛，発熱 進行期：発熱，原因歯の動揺・打診痛，頬部腫脹，リンパ節腫脹 腐骨形成期：膿瘍形成，歯の挺出，疼痛は軽減，腐骨形成 腐骨分離期：全身状態は軽快化，局所症状も軽減，腐骨周囲に新生骨の形成	投薬，消炎処置 切開排膿，炎症消退後に抜歯 腐骨除去
	慢性	自覚症状はほとんどない	原因歯の抜歯，腐骨除去
蜂窩織炎*		周囲組織隙に炎症波及．発熱，びまん性腫脹，発熱・熱感，圧痛	投薬，切開・排膿

*蜂窩織炎：蜂巣織炎ともいう．疎生結合組織におけるびまん性進行性の急性化膿性炎症の総称

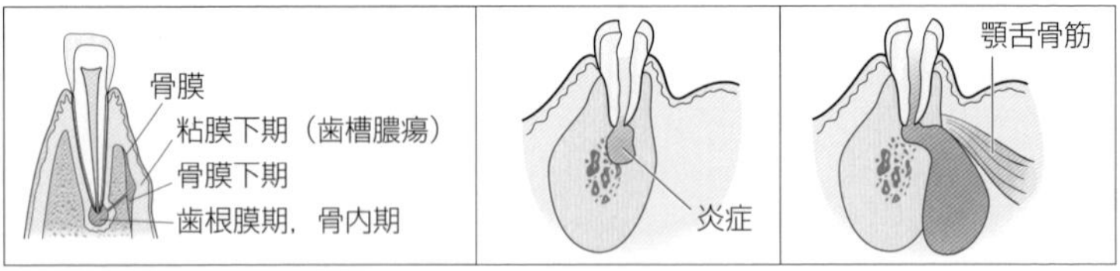

急性歯槽骨炎　　下顎骨骨髄炎　　口底部蜂窩織炎

Chapter 12
口腔軟組織疾患

Check Point

- 疾患名，原因，症状，好発部位，およびその対応法を理解する．
- 症状では形態，色などが重要である．
- 視覚素材を用いた問題では，疾患名や対応を問われることが多い．
- 対応法の選択理由も出題されている．

Ⅰ．口唇の病変

A 口唇炎　口唇部炎症の総称．アレルギー性口唇炎，剝離性口唇炎など

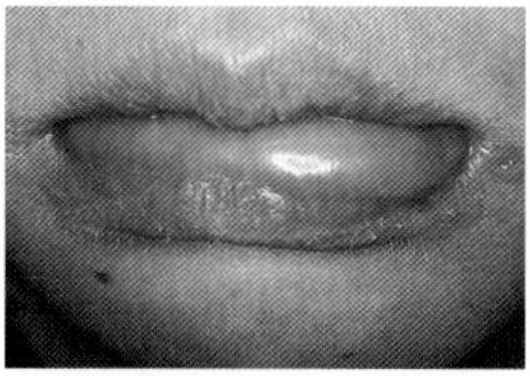
牛乳アレルギーによる口唇腫脹

原因　物理的，化学的刺激によるものや原因不明も多い．

症状　口唇の乾燥，表皮の落屑，亀裂など

対応　原因に対する対応．対症療法としてグリセリン軟膏の塗布

B 口角びらん

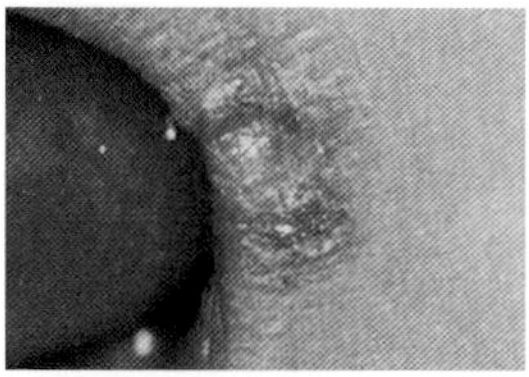
口角部の発赤，亀裂，痂皮形成

原因　流涎による細菌感染，高熱性疾患，重症慢性疾患，ビタミン B_2 の欠乏など

症状　口角部の発赤，亀裂，痂皮形成した後，2～3週間で治癒する．

対応　全身的→原疾患の治療を優先する．
局所的→清掃消毒し，軟膏を塗布する．

C 咬傷

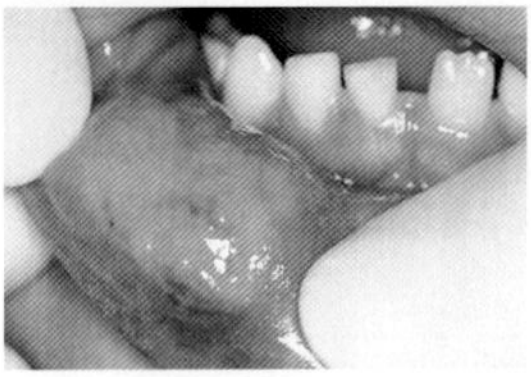
右側下口唇の浮腫性の腫脹

原因　局所麻酔後の口唇の知覚麻痺，咬合の異常

症状　口唇・舌・頬粘膜を噛んだことにより生じる浮腫性の腫脹

対応　洗浄と消毒

予防
- 患児および保護者へ注意を与える.
- 知覚が回復するまで何も食べないよう指示する.
- 熱い飲み物を与えない.
- 麻痺部分にシールを貼るなどして注意を促す.

Ⅱ．小帯の異常

A 上唇小帯付着位置異常

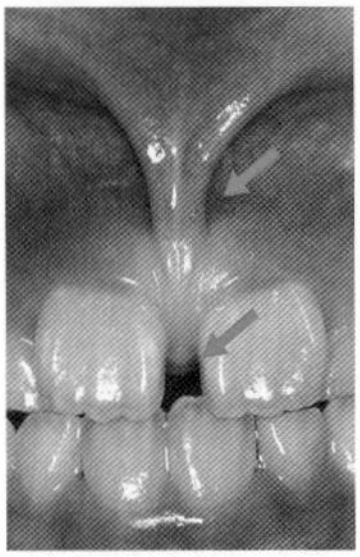
➡上唇小帯の高位付着
➡正中離開

障害　**正中離開**，萌出遅延，歯肉外傷，授乳障害，清掃困難

診断　小帯の付着位置を確認する検査を行う．口唇を上方に牽引し，白くなった部分まで小帯が付着していると診断できる（Blanch test）.

対応
- 多くの場合，増齢に伴い位置が変化するので，長期の経過観察が必要である.
- 肥厚が著しい場合は上唇小帯切除

B 舌小帯付着位置異常

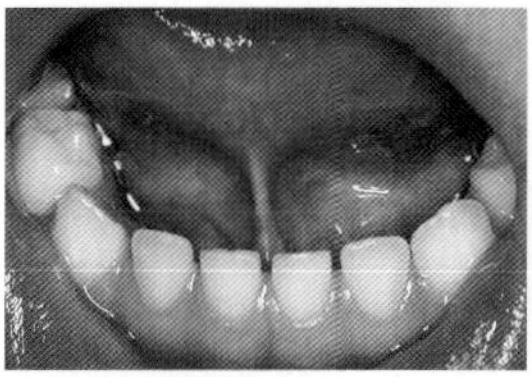

舌の挙上運動制限

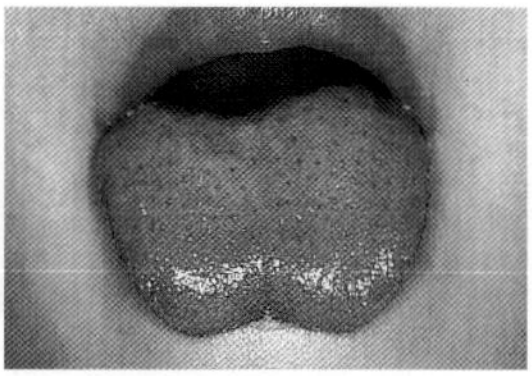

舌前方伸展時の舌尖部の
ハート型のくびれ

障害　摂取障害，嚥下障害，発音障害，舌の低位

診断　舌の挙上運動制限や前方伸展時の形態的変化で判断する．

対応　授乳障害 ── なし：発音が完成する5歳くらいまで経過観察
　　　　　　　　└ あり：**舌小帯伸展術**

CHECK!

舌小帯伸展術前後の機能訓練が
必要となることが多い．

Ⅲ．歯肉の病変

A 上皮真珠（乳児歯肉嚢胞）　よくでる

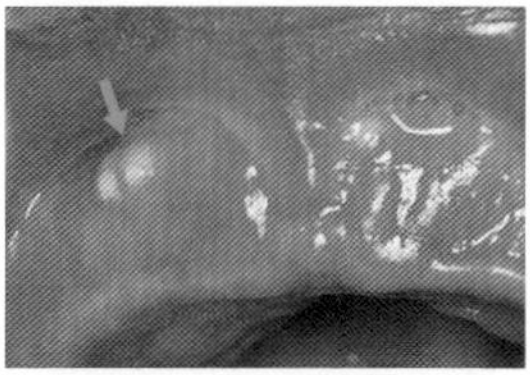

乳歯萌出前の乳児の歯肉にみられる**白色，黄白色の真珠様小腫瘤**

Epstein 真珠：口蓋正中部に出現したもの

原因　歯胚の発育過程で離断された歯堤が吸収されずに残遺し，角化したもの

症状
- 乳歯萌出前の乳児の歯槽堤歯肉に1個または数個みられる．
- 前歯部，臼歯部に発現，特に上顎前歯部に好発する．

対応　**経過観察**．多くは自然に消失する．

B 萌出囊胞

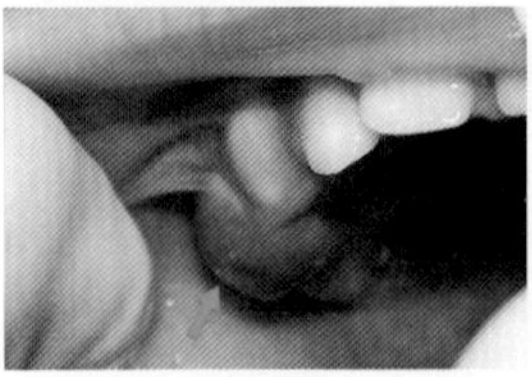

D|部の萌出性血腫

原因　萌出途上の歯の歯冠を覆う退化エナメル質とエナメル質表面との間に組織液が貯留し，囊胞を形成する．

症状
・**限局性**，**波動性**，無痛性の腫瘤．二次的感染により疼痛を伴うこともある．
・穿刺により帯黄色，透明な内容液，ときにはコレステリン結晶が存在する．
・機械的刺激により出血をきたし，青紫色を呈すると，萌出性血腫とよぶ．
・乳臼歯部に好発する．

対応　経過観察．歯の萌出に伴い消失する．
萌出しない場合は開窓することもある．

C 歯肉膿瘍

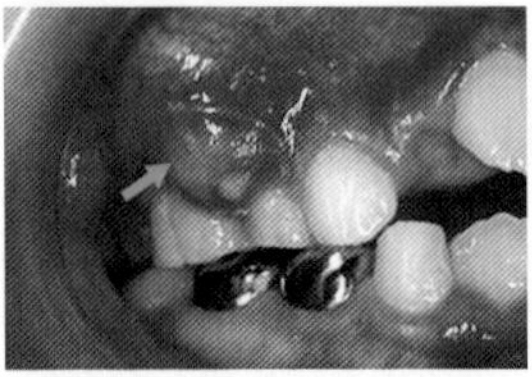

E|根尖性歯周炎による歯肉膿瘍

原因　齲蝕，外傷などによる根尖性歯周炎

対応　原因歯の感染根管処置，抜歯

D 根尖露出による潰瘍

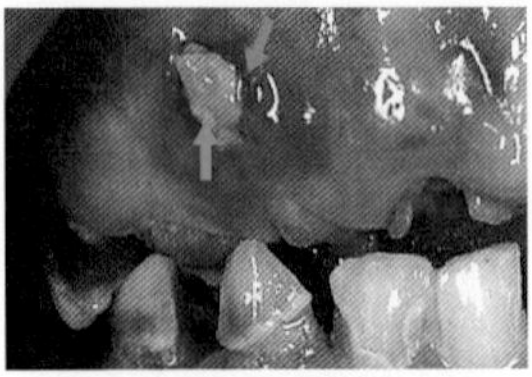

C|根尖露出⬆に伴う潰瘍⬇の形成を認める

原因　慢性膿瘍を放置した結果，原因歯の根尖が露出し，潰瘍を形成する．

対応　抜歯

Ⅳ. 舌の病変

A Riga-Fede 病 よくでる

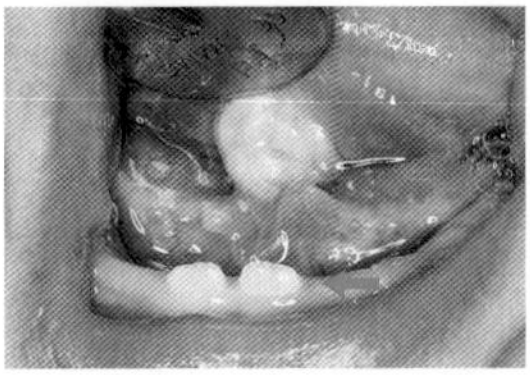

先天歯⬆による舌下面の潰瘍

原因　**先天歯**（新生歯, p.24 参照）または萌出中の下顎乳中切歯切縁の刺激

症状　舌下面の潰瘍

対応
- 原因歯の鋭利な切縁の**削除**
- グラスアイオノマーセメントによる**被覆**
- 改善しなければ原因歯の**抜去**

B 溝状舌

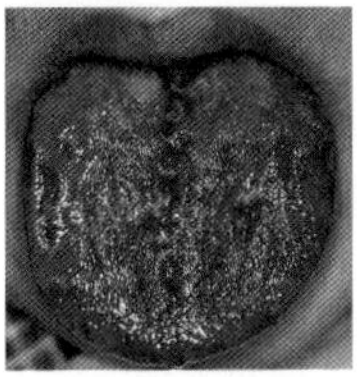

舌背に多数の亀裂（溝）

原因　先天異常，精神神経疾患，てんかん，**クレチン病**，**Down 症候群**，Crouzon 症候群など

症状　自覚症状はほとんどなく味覚障害もない．

対応
- 処置を特に**必要としない**．
- 亀裂が深くなると不潔となり，炎症を惹起することがある．
- 炎症時には含嗽や舌のケアを行う．

C 黒毛（状）舌

原因　抗菌薬やステロイド薬の服用，菌交代現象による口腔内細菌叢の変化

症状
- 舌背の糸状乳頭が角化，肥厚し，細かい毛の生えたような外観を呈する．
- 外因性色素沈着の一種

対応
- 自覚症状はなく，薬剤の使用中止で通常数週間で治癒
- 含嗽剤の使用も有効

D 地図（状）舌

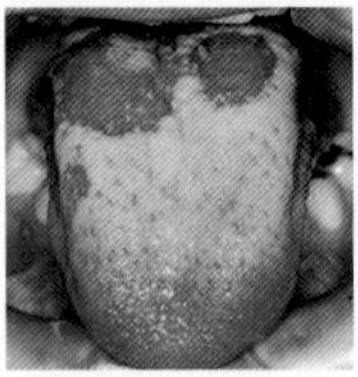
表面に地図のような模様がみられる舌

原因 不明
（微生物，ストレス，体質，自律神経失調，内分泌障害なども原因の一部と考えられている）．

症状
- 糸状乳頭の欠如（赤色）と滲出堆積物（乳白色）がみられる．
- 通常は無症状だが，接触痛を訴えることがある．
- 数時間ないし数週間で**模様が変化**する．

対応 経過観察

E 巨舌症

原因 先天性→舌の筋組織または筋線維の過剰発育によって発生
後天性→舌の血管腫，リンパ管腫，神経線維腫などの良性腫瘍によって発生
全身疾患に伴う→ Beckwith-Wiedemann 症候群，
甲状腺機能低下症（クレチン病），
下垂体機能亢進症，Down 症候群など

症状 哺乳障害，発音障害，不正咬合（開咬症や下顎前突を伴い，永久歯列において歯間空隙が認められることがある）

F 苺状舌

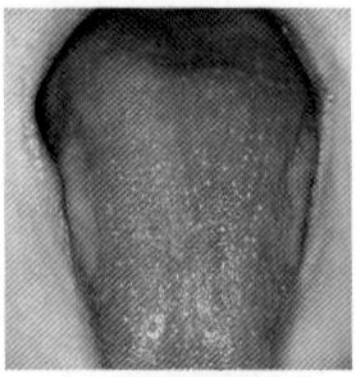
明瞭な茸状乳頭

原因 溶血性連鎖球菌感染症（猩紅熱など）や急性熱性皮膚リンパ節症候群（川崎病）に代表される急性の熱性疾患

症状 はじめ白色の舌苔で覆われ，数日後に舌苔が剥離し，舌の茸状乳頭が鮮紅色に腫れる．

Ⅴ．粘膜の病変

A ヘルペス（疱疹）性歯肉口内炎

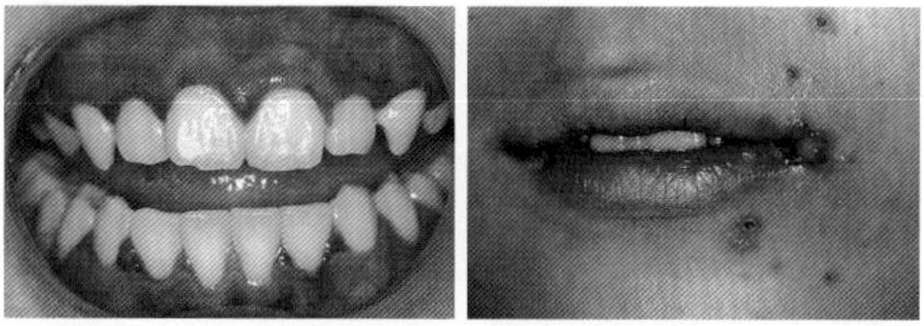

口腔粘膜，口唇部周囲に発赤，潰瘍，小水疱，びらんを形成

原因　**単純疱疹ウイルス（HSV-1 型）**の初感染

症状　・**発熱を伴い，口腔粘膜，舌，口唇部周囲皮膚に発赤，潰瘍，小水疱を**生じ，水疱が破れ，びらんを形成する．
・顎下リンパ節の有痛性腫脹
・歯肉の著明な発赤腫脹がみられ易出血性
・白色の舌苔が付着し，口臭が強く流涎が増加
・接触痛が強く摂食困難

対応　・局所的には口腔清掃，含嗽，潰瘍部への表面麻酔剤の塗布
・急性症状が強ければ，抗ウイルス剤である**アシクロビル**の内服

予後　一般的に予後良好で，約 2 週間で治癒

CHECK!　再帰感染するウイルスと病名

	初回感染	回帰発症
単純疱疹ウイルス	ヘルペス性歯肉口内炎	口唇ヘルペス
帯状疱疹ウイルス	水痘	帯状疱疹

B 口唇ヘルペス

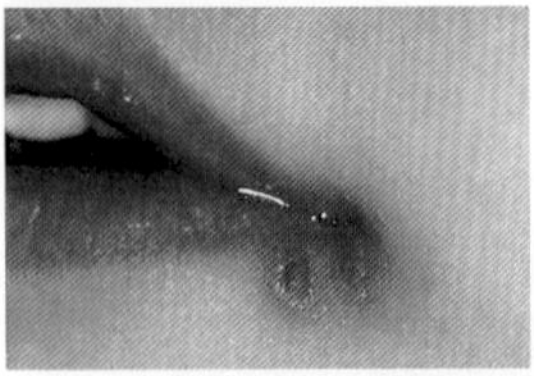

口唇，皮膚移行部にかけての集簇性小水疱

原因　**単純疱疹ウイルス**の再発（回帰発症）

誘因　感冒などの熱性疾患，太陽光線の刺激，紫外線照射，月経，胃腸障害，精神的緊張，機械的外傷など.

症状
- はじめに口唇に灼熱感，掻痒感，疼痛，腫脹があり，ついでその部位に小水疱が形成される．小水疱はまもなく破れて小さなびらんとなり，表面は痂皮で覆われる.
- 数日の間に，治癒.
- 細菌の二次感染により水疱が膿疱化することもある.

対応　アシクロビルの投与が有効

コラム⑧：教科書・実習書活用のススメ

最近の小児歯科学分野からの出題では，保隙装置の製作法や齲蝕予防処置の術式をはじめ，実施するうえで考慮すべきことや使用する器具・器材などを具体的に問うているものが多い．成人と比較した小児の特徴として「成長」，すなわち年齢による変化がある．たとえば可撤保隙装置の床縁の設計は歯齢で違いがあるし，フッ化物局所応用法も発達年齢を考慮する必要がある．また，出題の中で処置や作業の手順，使用器具については名称でなく写真や図で示される傾向にある．そこで，自身の体験を思い出し，知識と結びつけるという意味でも，教科書だけでなく実習書（なかでも写真や図）にも目を通しておくことをおすすめしたい.

C 手足口病

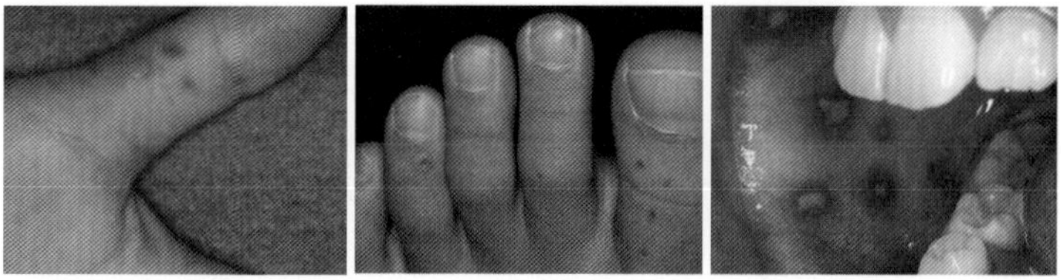

手，足，口に水疱を形成

原因 主にコクサッキーウイルス A16 型またはエンテロウイルス 71 型

症状
- 好発年齢は 1 ～ 4 歳で夏季に流行
- 潜伏期間 4 ～ 6 日
- 全身倦怠，頭痛，食欲不振などを伴う．発熱を伴うこともある．
- 全身症状と同時か 1 ～ 2 日後に皮疹が現れ，硬口蓋，舌，頬粘膜にアフタ，手掌，足蹠，指趾などに 3 ～ 7 mm の水疱を形成
- 1 週間以内に水疱は吸収され，自然治癒する．

D ヘルパンギーナ

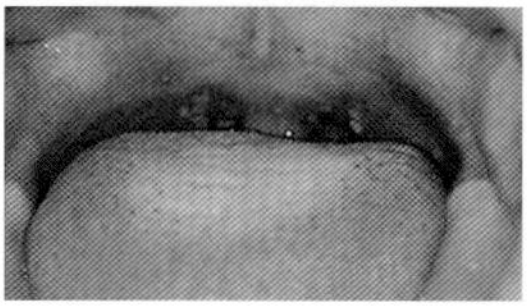

軟口蓋の小水疱

原因 コクサッキーウイルス A 群

症状
- 好発年齢は 4 歳以下
- 夏，秋に流行する．
- 軟口蓋，扁桃弓に多発性の小水疱が形成され，早期に自潰して小アフタとなり，周囲粘膜が発赤する．
- 2 ～ 4 日の潜伏期の後，突発性の高熱を伴うが，約 1 週間で自然治癒

E 麻疹（はしか）

麻疹＝はしか
風疹＝三日はしか
水痘＝みずぼうそう
流行性耳下腺炎＝おたふくかぜ

原因 麻疹ウイルス

症状
- 前駆症状として Koplik（コプリック）斑を認める．
- 頬粘膜に数個ないし数十個の紅暈を伴う粟粒大以下の灰白色の小斑点が出現する．

F アフタ性口内炎　口腔粘膜に1ないし数個の小潰瘍を生じる炎症性病変

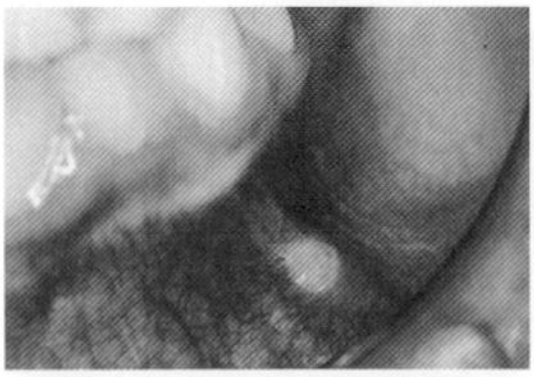

歯肉頬移行部のアフタ性口内炎

原因　不明

症状
- 舌，口唇，歯肉，頬粘膜に好発
- 周囲に紅暈を有する類円形で，有痛性の小潰瘍がみられ，潰瘍表面は灰白色の線維素性偽膜で被覆されている．
- 1～2週間で治癒するが再発を繰り返すことが少なくない．

G 口腔カンジダ症（鵞口瘡）

原因　真菌の一種である *Candida albicans* の感染

誘因　乳児下痢症，発熱，悪性腫瘍患者，抗生物質・ステロイド薬長期投与などの原因で体力が消耗し抵抗力が減弱し現れる．

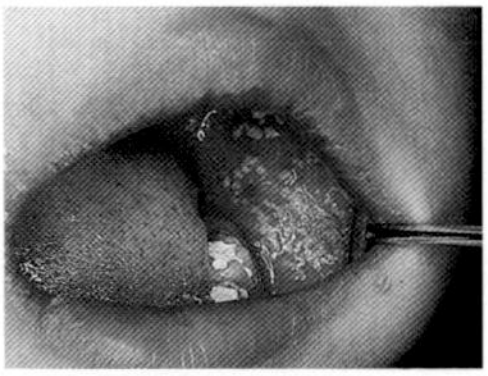

頬粘膜部のカンジダ症

症状
- 初期は舌や頬粘膜などの口腔粘膜に粟粒大の白色小斑．次第に癒合して偽膜性大白斑を形成することがある．
- 容易に拭い去ることができる．

対応
- 2％重曹水による洗口
- ナイスタチン軟膏の塗布
- 局所的には口腔清掃を行い，非刺激性消毒剤を塗布する．
- 体力の回復を図り，重症例には抗真菌薬（アムホテリシンB）を投与する．
- アゾール系薬剤（イミダゾール系，トリアゾール系）の使用も有効

H 粘液嚢胞 よくでる

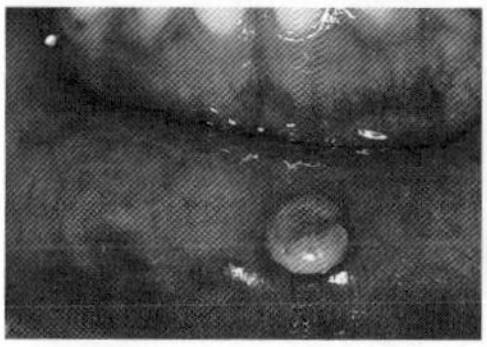

粘液嚢胞

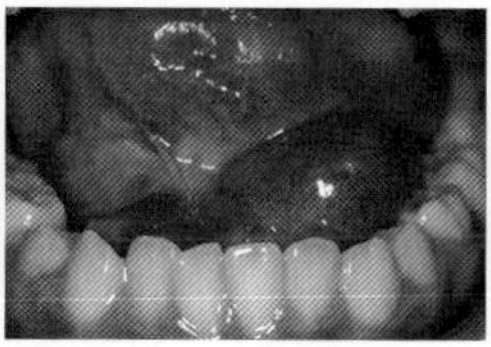

ラヌーラ（ガマ腫）

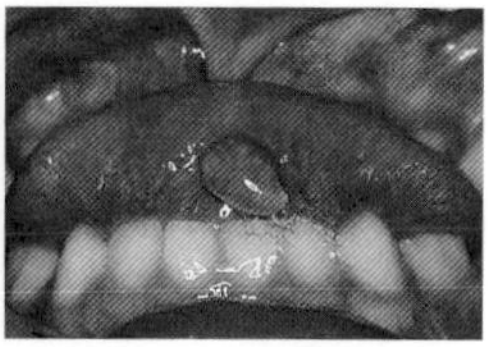

Blandin-Nuhn 腺嚢胞

原因 粘液腺排泄管が外傷，炎症，咬唇癖などで閉鎖されて生じる．

症状
- 粘膜下の小唾液腺に生じることが多い．
- 大きさは大豆大あるいは小指頭大
- 粘膜から半球形に膨隆し，表面は平滑
- 定型的なものでは青紫色を呈する．
- 唾液が組織内に貯留，再発を繰り返す．
- 触診により波動を触知
- 好発部位は**下口唇**，頬粘膜など

対応
- 小唾液腺を含めて摘出

CHECK! 発症部位により名称が変わる

ラヌーラ ranula（ガマ腫）：口腔底（舌下腺）
Blandin-Nuhn 腺嚢胞：舌下面

I Bednar（ベドナー）アフタ

原因 慢性機械的刺激（硬い乳首など）

症状
- 硬口蓋の後方か軟口蓋にみられるアフタ様の潰瘍
- 人工乳首の改良で現在はほとんどみられない．

Ⅵ. まとめ (p.131 ~参照)

	疾　患	原　因	口腔内症状		全身症状
ウイルス	ヘルペス（疱疹）性歯肉口内炎	単純疱疹ウイルス（HSV-1型）の初感染	口腔粘膜，舌，口唇部周囲皮膚に発赤，潰瘍，小水疱を生じ，それが破れびらんを形成	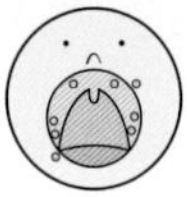	発熱，強い口臭，摂食困難
	口唇ヘルペス	単純疱疹ウイルス（HSV-1型）の再感染	口唇の灼熱感，その後小水疱を生じ，それが破れびらんを形成	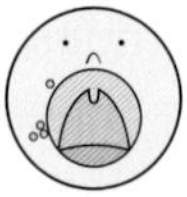	
	手足口病	コクサッキーウイルスA16型，エンテロウイルス71型	硬口蓋，舌，頬粘膜にアフタを形成	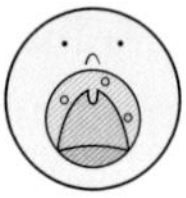	手掌，足蹠，指趾などに水疱を形成．全身倦怠，頭痛，食欲不振，発熱
	ヘルパンギーナ	コクサッキーウイルスA群	軟口蓋，扁桃弓に多発性の小水疱を形成	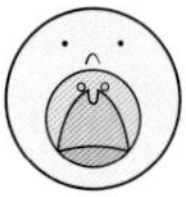	発熱倦怠，筋肉痛，咽頭痛，嚥下困難
	麻疹（はしか）	麻疹ウイルス	前駆症状として頬粘膜にKoplik斑がみられる	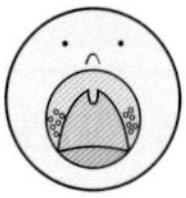	発熱，発疹
	水痘（みずぼうそう）	帯状疱疹ウイルスの初感染	口腔内にアフタを形成		発疹
	帯状疱疹	帯状疱疹ウイルスの再感染	水疱を形成 非歯原性歯痛	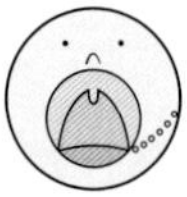	三叉神経，肋間神経，坐骨神経などの分布領域に一致して発疹の形成
	流行性耳下腺炎（おたふくかぜ）	ムンプスウイルス			耳下腺の腫脹，圧痛，開口障害が生じる
真菌	口腔カンジダ症（鵞口瘡）	*Candida albicans*	舌，頬粘膜に白色小斑が現れ，これが癒合して偽膜性大白斑を形成	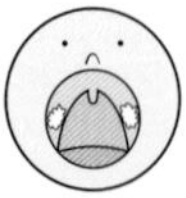	
細菌	溶連菌感染症（猩紅熱）	溶血性連鎖球菌	苺状舌が認められる	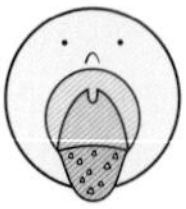	発熱，発疹

Chapter 13

咬合誘導

Check Point

・保隙装置の製作に関して，手順，使用器材を理解する．
・口腔習癖と咬合異常との関係は頻出である．
・治療方針の根拠を問う問題や保護者に対する説明を選択する問題が最近の出題傾向である．

Ⅰ．歯列・咬合に影響を及ぼす因子とその処置

A 齲蝕

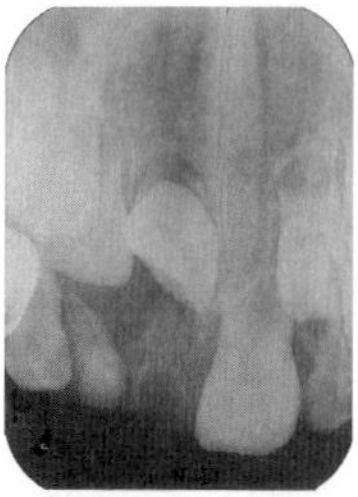

A|根尖性歯周炎が原因で後継永久歯歯胚の位置異常を認める．

①乳臼歯の隣接面齲蝕，乳臼歯の早期喪失

影響　後継永久歯の萌出余地不足

②歯冠崩壊の著しい広範囲な齲蝕，早期喪失

影響　対合歯の挺出

③根尖性歯周炎を伴う乳歯齲蝕

影響　後継永久歯歯胚の転位，永久歯異所萌出，歯胚の回避現象

B 歯の異常

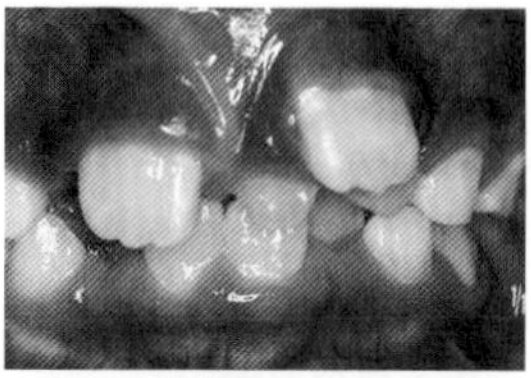

上顎正中過剰歯による上顎前突，正中離開

①過剰歯：順生歯と逆生歯がある．

影響　正中離開，上顎前突，叢生，正常な対合関係（1 歯対 2 歯）の喪失

処置　抜去，摘出

②先天欠如歯

影響　空隙歯列弓，対合関係の異常，咀嚼機能障害

処置　自然閉鎖の誘導，将来の補綴処置のための保隙，咀嚼・審美機能の回復のため，義歯の装着

③形態異常歯

処置　矮小歯：形態修正

巨大歯，癒合歯：形態修正または矯正治療

異常結節：咬合調整による形態調整

C 萌出の異常

①第一大臼歯の異所萌出

影響　近心に位置する第二乳臼歯の歯根を吸収しながら萌出するため，歯列弓周長を短縮する．

処置　リガチャーワイヤー，クリップ，セパレートエラスティック，弾線などを用い萌出方向を改善する．

②低位乳歯

影響　晩期残存しやすく，対合歯が挺出したり隣在歯の生理的移動を障害する．

処置　抜歯を考慮した定期的観察

③埋伏歯

影響　隣在歯の傾斜移動による空隙の縮小や対合歯の挺出

処置　開窓による誘導．自然萌出が期待できない場合は牽引を行う．

D 軟組織の異常

①小帯（p.96 参照）

- **上唇小帯の異常**
- **舌小帯の異常**

②口腔周囲組織

・歯肉の肥厚

影響　永久歯の萌出遅延

処置　開窓

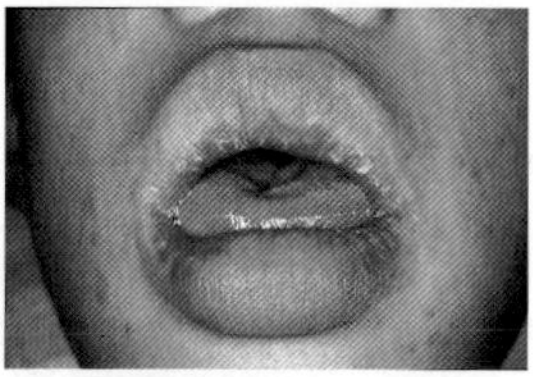

口唇の弛緩

・口腔周囲筋の緊張・弛緩

異常嚥下癖：口輪筋，頬筋，オトガイ筋の緊張亢進

口呼吸：口唇の弛緩，口輪筋や側頭筋，咬筋の緊張低下

E 咬合と顎関節の異常

評価項目

①咬合分析

②機能的な早期接触の有無

③上下顎の偏位（正中偏位）の有無

④顎関節運動の円滑性の診察や運動痛の有無

⑤口蓋扁桃肥大に伴う気道通気障害の有無

・静的な咬合状態評価は歯列模型でも可

・動的な機能は運動時の咬合状況観察も重要

Ⅱ．口腔習癖と処置

A 吸指癖

口腔習癖のうち最も多く，低年齢では一般的．出生後しだいに増加し，1～2歳でピークとなり，3歳頃から減少する．

影響　開咬，上顎前突，狭窄歯列弓

・上顎歯列長径，オーバージェットが増加

・3歳頃までに中止すれば影響は少ない．

処置　・3歳頃までは経過観察．3歳を過ぎても継続している吸指癖は，患者への説明と心理的療法を行う．

・習癖防止装置として，フィンガーガード，指サックを用いる場合もある．

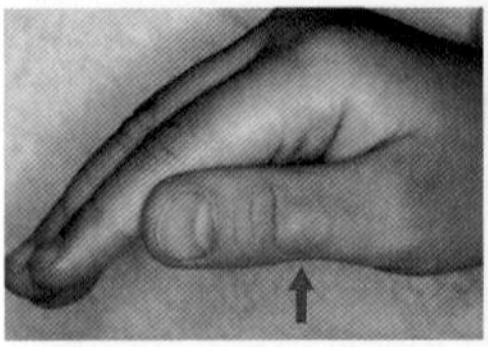

吸指癖による吸いダコ⬆

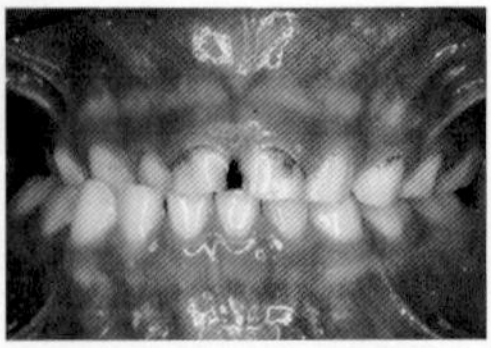

吸指癖による正中線偏位，交叉咬合

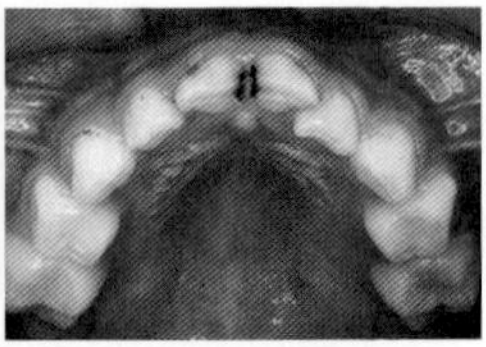

吸指癖による狭窄歯列弓

B 咬爪癖

2～3歳から始まり，学童期に多い．

影響　1～2歯の歯軸の傾斜，正中離開，切縁の磨耗，開咬

処置　患者への説明と心理療法を行う．

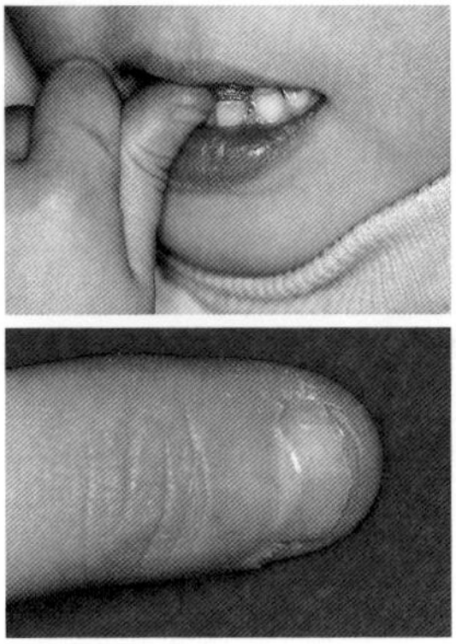

咬爪癖と特徴的な爪の形状

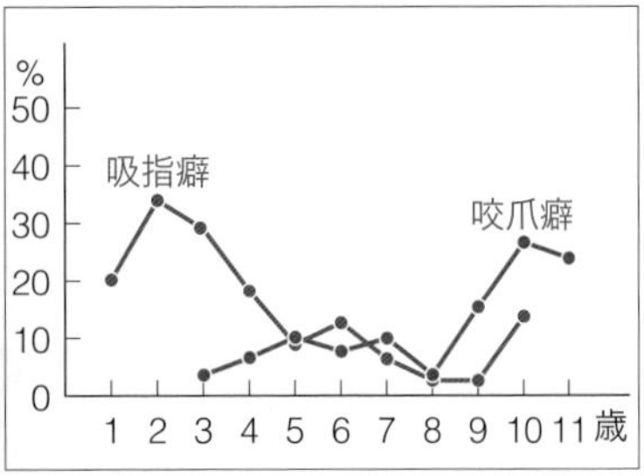

吸指癖と咬爪癖の発現率と年齢推移
（黒須，1994. 改変）

C 咬唇癖

上唇より下唇を咬む場合が多く，吸指癖や舌突出癖に付随する場合もある．

影響　・下口唇の場合，下顎前歯の舌側傾斜と上顎前歯の唇側傾斜，上顎前突，前歯部開咬

・上口唇の場合は逆

処置　・オーバージェットが大きい場合はオーラルスクリーン，リップバンパーなどを使用

・他の習癖が付随している場合は，その習癖に対する処置を行う．

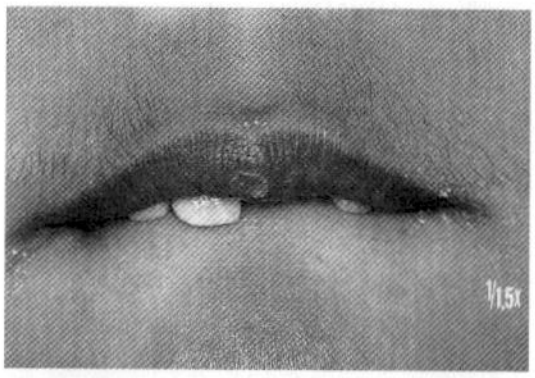

咬唇癖

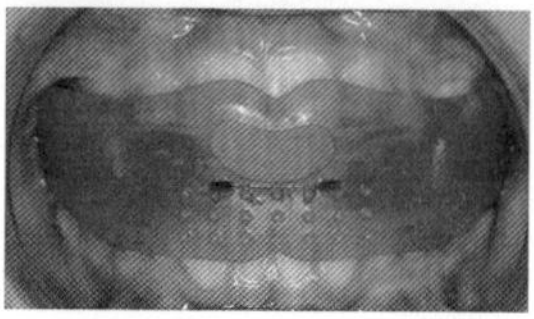

オーラルスクリーン

D 弄舌癖（舌突出癖）

舌を無意識に必要な運動以外の位置に運動させる癖を弄舌癖という．口腔前庭まで舌を突出させる場合を舌突出癖または舌前突癖という．

影響　開咬，上下顎前歯の唇側傾斜

処置　習癖防止装置の使用（タングガード，タングクリブ）など，舌の筋機能療法

E 異常嚥下癖

嚥下時に舌尖を上下顎歯列間から強く出し，口腔周囲を緊張させて行う嚥下．口輪筋，オトガイ筋，頬筋の収縮を伴うのが特徴

影響　開咬，上顎前突，上下顎前歯の唇側傾斜，空隙歯列

処置　習癖防止装置（タングガード，タングクリブ）の使用，舌の筋機能療法，矯正治療

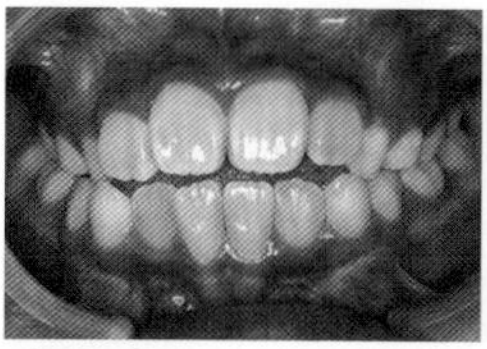

舌突出癖

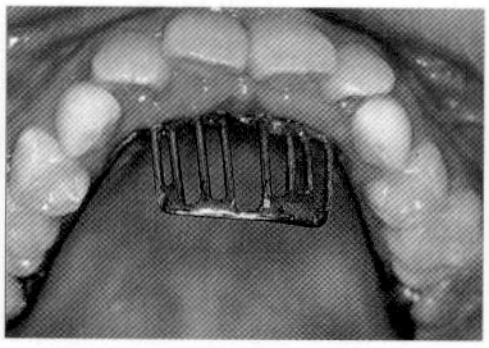

タングガード

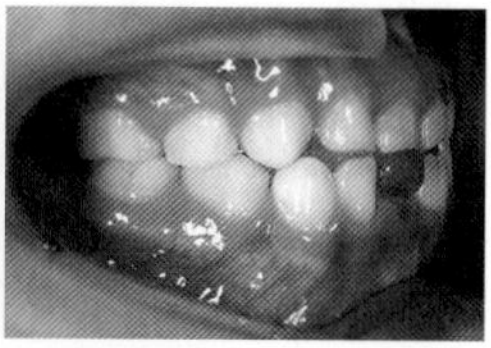

異常嚥下癖

F 口呼吸

鼻呼吸が行えず，長時間にわたり口で呼吸すること.

影響 口唇の肥厚・乾燥，歯肉や歯面の着色，肥厚性歯肉炎，口唇の無力化，上顎前突

処置 原因に応じて，鼻咽頭疾患の治療，筋機能療法（口輪筋，口腔周囲筋），咀嚼訓練および矯正治療

G 歯ぎしり

影響 歯の咬耗，咬合性外傷

処置 ナイトガード，咬合が原因である場合には咬合調整

口腔習癖と口腔への影響 よくでる

口腔習癖	口腔への影響	経験率*
吸指癖	歯列弓狭窄，上顎前歯唇側傾斜，下顎前歯舌側傾斜，開咬，上顎前突，交叉咬合，異常嚥下癖の併発	28.0%
咬唇癖（吸唇癖）	上顎前歯唇側傾斜，下顎前歯舌側傾斜，上顎前突，前歯部開咬	2.2%
咬爪癖	正中離開，叢生，開咬，切縁咬合	15.7%
舌突出癖	開咬	
異常嚥下癖	開咬，上顎前突，空隙歯列	
口呼吸	口唇の乾燥，歯肉炎，歯周炎，前歯部の前突	9.7%
歯ぎしり	咬耗，咬合性外傷	19.7%

*経験率：現在の習癖と過去の習癖を加えた者の割合

（*習癖の経験率は黒須，1990 による）

H 口腔習癖の処置

①心理療法：意識化を行うことが多い

②薬物療法：異常な緊張がみられる場合など

③歯科的療法：習癖防止装置の使用

④口腔筋機能療法（oral myofunctional therapy：MFT）

・歯列・咬合は舌や周囲筋の筋圧のバランス上に維持される．異常嚥下癖や口呼吸などの習癖による不均一な筋活動が継続すると，筋圧のバランスが崩れ歯列不正の原因となる．

・筋機能療法は，口腔と顎顔面の筋肉が正常な機能を営む状態を作り出すための方法
・舌：安静時の正常位置（スポット）の確認，舌尖の強化，舌中央部の強化（舌打ち，ポッピング）
・口輪筋と口腔周囲筋：口唇力の強化，上唇の伸展（ボタンプル）
・咀嚼筋：咬筋の強化
・正常安静位の獲得訓練：ポスチャー，口唇緊張の除去

Ⅲ．混合歯列（空隙）分析

・混合歯列期に適応される．
・永久歯の側方歯群長を予測し，萌出余地の有無を診断する方法である．

A 分析方法

1）予測のための計測

①ノギスにて永久4前歯の歯冠幅径をそれぞれ計測
②上顎または下顎永久4切歯の歯冠幅径総和から永久側方歯群の近遠心幅径総和を予測
③歯列上で永久側切歯の遠心側から第一大臼歯の近心側までの距離を計測し，予測値と比較

2）萌出余地予測方法

①確率表を用いる方法（Moyersの方法）
②回帰方程式を用いる方法（小野の方法）

B 混合歯列分析の評価

回帰方程式またはMoyersの確率表から得られた永久側方歯群歯冠近遠心幅径の総和の予測値（側方歯群萌出のために必要な空隙 required space：RS）と側方歯群実測値（供給できる空隙 available space：AS）とを比較する．

AS − RS ＝萌出空隙の過不足（arch length discrepancy：ALD）

　ALD ≫ 0　空隙あり：経過観察または保隙

　ALD ≧ 0　空隙わずか：保隙

　ALD ＜ 0　空隙わずかに不足：萌出余地の獲得

　ALD ≪ 0　空隙が不足：抜歯症例

Ⅳ. 保隙

保隙装置とは，乳歯列期や混合歯列期に，乳歯あるいは永久歯が早期に喪失した症例において，喪失歯が占有していた空隙を水平的（近遠心的）あるいは垂直的に保持することを目的として使用される装置をいう．

A 適応症

①乳歯の早期喪失により

・後継永久歯の萌出空隙が隣接歯が傾斜，移動により狭められる可能性のある場合

・対合歯の挺出する可能性がある場合

・咀嚼や発音などの機能が障害される可能性がある場合

②永久歯の早期喪失により

・欠損部へ隣接歯が移動し，永久歯咬合の異常が予測される症例

③混合歯列空隙分析で，ALD が 0 以上と判定された症例

B 非適応症

①後継永久歯萌出のための空隙がすでに失われている

　→動的咬合誘導を考慮

②不正咬合が存在する症例→動的咬合誘導を考慮

③保隙装置が顎の成長，歯の萌出，歯の生理的移動を障害する可能性がある

④後継永久歯が早期に萌出されると予想される

⑤混合歯列空隙分析で，ALD が 0 未満と判定された症例

⑥患児や保護者の理解や協力が得られない

C クラウン（バンド）ループ

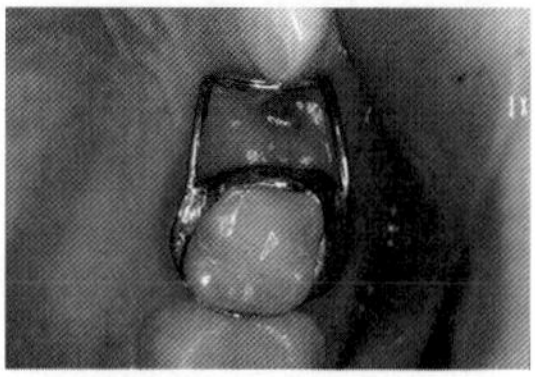

バンドループ

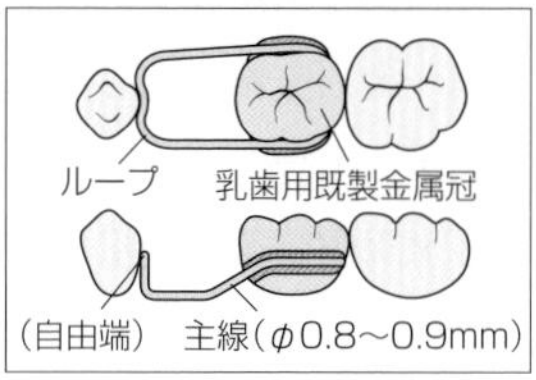

クラウンループ模式図
ループはＣの遠心面最大豊隆部直下に接する.

目的 乳臼歯１歯のみの早期喪失による空隙の保持

適応 片側性乳臼歯１歯のみの早期喪失で，喪失部の後方に歯が存在

時期 ⅡＡ〜ⅢＢ

長所 喪失部位の近遠心的空隙を確実に保持

短所 片側１歯喪失例に限定される.

D ディスタルシュー

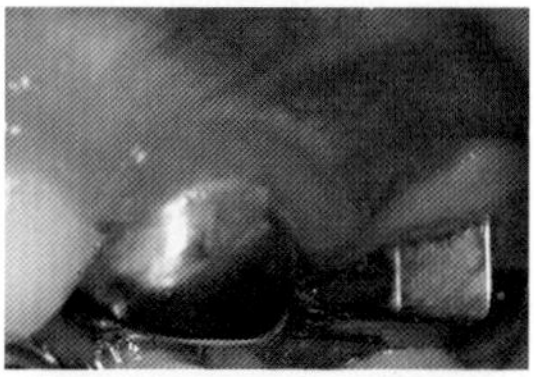

ディスタルシュー

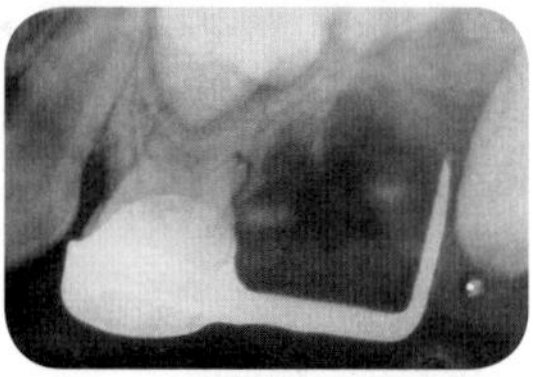

エックス線画像による検査

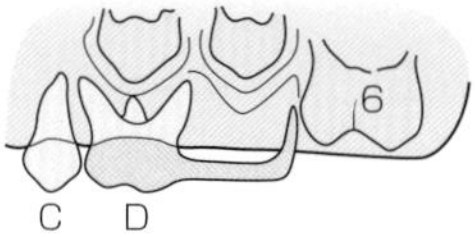

ディスタルシュー模式図

目的 萌出前の第一大臼歯の近心移動の防止

適応 第一大臼歯萌出前で片側の第二乳臼歯を早期喪失したもの

時期 ⅡＡ〜ⅡＣ

長所 未萌出第一大臼歯の保隙が行える唯一の装置

短所 萌出した第一大臼歯は捻転を起こしやすい.

CHECK!

すべての固定保隙装置に共通する短所
①咀嚼機能の回復が不可能
②垂直的保隙が不可能

E リンガルアーチ（舌側弧線装置）

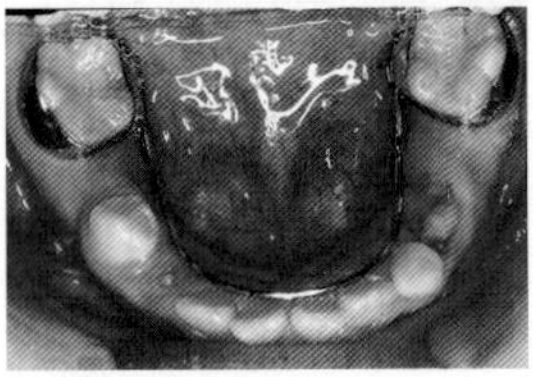
リンガルアーチ

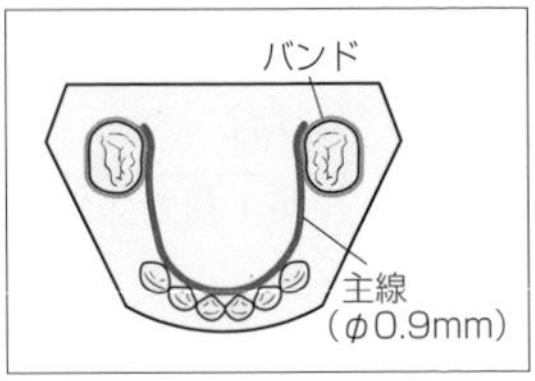

リンガルアーチ模式図

目的 歯列弓周長の維持

適応

- 両側の第一大臼歯（あるいは第二乳臼歯）にバンドの適応が可能で２歯以上乳臼歯を早期喪失したもの
- 第一大臼歯を固定し，乳臼歯の連続抜去を行う場合
- 可撤保隙装置の使用に不協力な患児

時期 ⅢA～ⅢC

長所
- 歯列弓周長の確保が確実
- 弾線などの付加により歯の誘導が可能

短所 バンド装着予定歯が萌出途上では適用できない．

F Nanceのホールディングアーチ

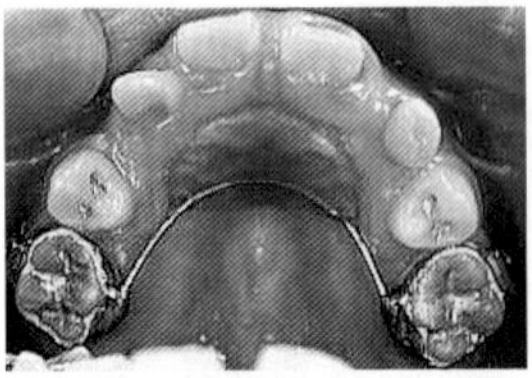
Nanceのホールディングアーチ

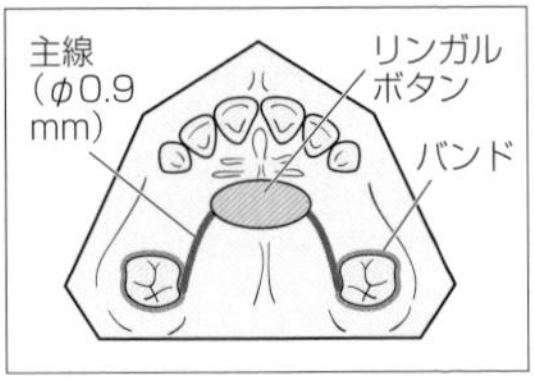

Nance のホールディングアーチ模式図

目的 歯列弓周長の維持

適応 リンガルアーチと同様であるが上顎のみに適用

時期 ⅢA～ⅢC

長所
- 歯列弓周長の確保が確実
- 弾線などの付加により歯の誘導が可能
- 前歯の被蓋関係が緊密な症例に使用可能

短所 リンガルボタンの口蓋面が不潔になりやすい．

G 可撤保隙装置

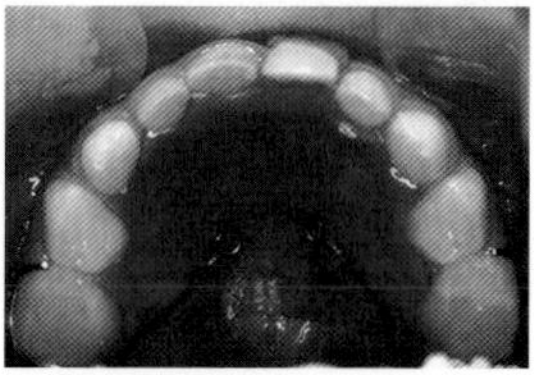

可撤保隙装置

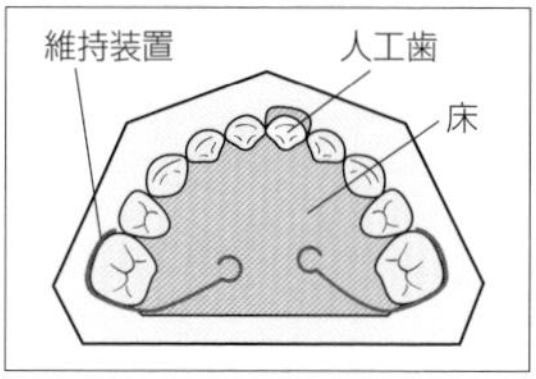

可撤保隙装置模式図
クラスプは遊離端の装置以外はつけないのが原則．付与した場合は早期に除去していく．永久歯萌出に伴い，床を削除調整する．

目的　乳歯早期喪失例において，近遠心的，垂直的保隙および咀嚼機能の回復

適応
- 両側性の乳臼歯を早期喪失したもの
- 片側性の2歯以上の乳臼歯を早期喪失したもの
- 乳前歯早期喪失例，永久歯早期喪失例

時期　ⅡA～ⅢB（ただし，永久歯の保隙を除く）

長所
- 咀嚼機能の回復
- 近遠心的ならびに垂直的保隙が可能
- 可撤式のため清掃が容易，審美性の回復，発音障害の防止

短所
- 床に隣接する歯に齲蝕を生じやすい．
- 紛失・破損・変形しやすい．
- 低年齢児や不協力児には使用不可能

CHECK!
近遠心的・垂直的保隙ができるのは可撤保隙装置だけ

H 保隙装置装着後の管理

- 保隙装置は発育旺盛な小児に装着するため，定期検診は重要
- 定期的な来院が可能かどうかも保隙適応の必要条件
- 定期検診は原則として3～4か月に一度行う
- チェック項目：装置の変形，破損の有無や調整の必要性
  後継永久歯の状態確認
  歯・歯周組織の異常の有無

保隙装置の適応と特徴　よくでる　(p.162 付録①参照)

保隙装置	形式	適　応	歯　齢	支台歯の形成	水平的保隙	垂直的保隙	その他の特徴
クラウンループ	固定	片側乳臼歯１歯	ⅡA ～ ⅢB	○	○	×	・乳歯冠を使用 ・ループの頬舌幅は後継永久歯頬舌幅より広く設定 ・ループは粘膜歯肉と非接触 ・後継永久歯萌出後，ループ切断
バンドループ	固定	片側乳臼歯１歯	ⅡA ～ ⅢB	×	○	×	・矯正用バンドを使用 ・ループの頬舌幅は後継永久歯頬舌幅より広く設定 ・ループは粘膜歯肉と非接触 ・後継永久歯萌出後，**撤去**
ディスタルシュー	固定	片側第二乳臼歯**(第一大臼歯萌出前)**	ⅡA ～ ⅡC	○	○	×	・エックス線画像上でシューの長さと深さを決定 ・水平部の長さは第一大臼歯近心面までの水平距離 ・垂直部の長さは第一大臼歯近心隣接点直下までの垂直距離 ・第二乳臼歯抜去時に止血後装着 ・第一大臼歯萌出後には他の装置に変更
リンガルアーチ	固定	第一大臼歯または第二乳臼歯にバンド適応が可能な多数歯欠損	ⅢA ～ ⅢC	×	○	×	・歯列弓周長の確保が確実 ・可撤保隙装置使用に不協力な患児に適用
Nanceのホールディングアーチ	固定	**上顎のみ** 第一大臼歯または第二乳臼歯にバンド適応が可能な多数歯欠損	ⅢA ～ ⅢC	×	○	×	・主線部は口蓋皺壁斜面上に設計 ・レジン製のボタンを付加
可撤保隙装置	可撤	片側１歯から多数歯欠損まで可能 (前歯を含む)	ⅡA ～ ⅢB (永久歯の保隙は除く)	×	○	○	・発音や咀嚼機能の回復が可能 ・審美的回復が可能 ・低年齢児や不協力児に使用不可 ・唇・頬側床外形は可及的に小さくし，年齢に合わせて調整 ・維持装置は遊離端の装置以外はつけないのが原則 ・装置に慣れたら維持装置は撤去

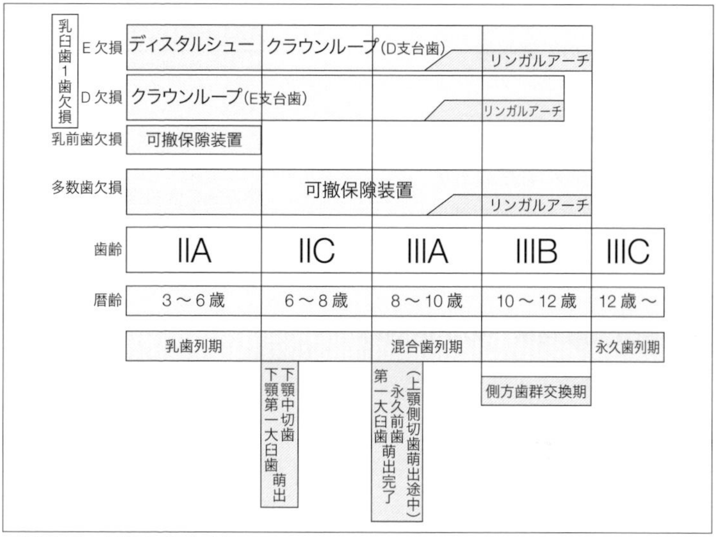

保隙装置の種類と装着時期

V．動的咬合誘導

A 顎整形力による早期治療

骨格性の異常がある場合，適度な顎整形力を用いて成長期にある上下顎骨の位置関係の改善や咬合異常の進行抑制を図る．

適応 骨格性反対咬合（下顎前突），骨格性上顎前突，骨格性交叉咬合

処置法 チンキャップ（下顎を後方へ牽引），上顎前方牽引装置（上顎の前方移動），ヘッドギア（上顎を後方へ牽引）

B 咬合調整法（トリミング法）

小児期の咬合調整は乳歯を対象に行われ，早期接触による咬合干渉や一過性の叢生を改善し，正常な咬合の発育を図る．

①切縁（咬合面）調整法

適応　乳歯の早期接触

②隣接面削除法

適応　前歯部の軽度の叢生
側方歯の軽度の叢生

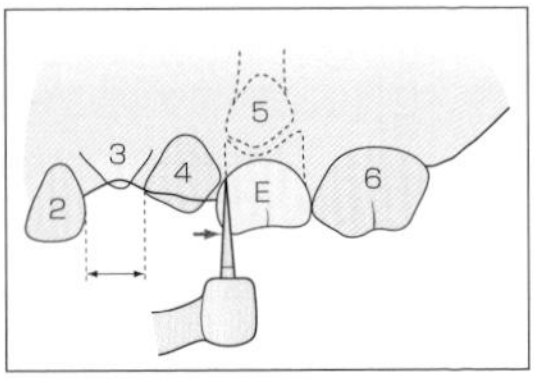

側方歯の隣接面削除法

C 萌出位置異常への早期対応

混合歯列期の永久歯萌出時にみられる位置異常は早期に改善しておくことが重要である.

適応　第一大臼歯異所萌出，切歯および臼歯の交叉咬合，埋伏歯

処置法　弾線を付加したリンガルアーチ，弾線あるいは拡大ネジを付加した床装置，交叉ゴム，アクチバトール，咬合斜面板，ブラケットとアーチワイヤー

よくでる

前歯部の交叉咬合は外傷性咬合により下顎切歯唇側の歯肉退縮を引き起こす（歯肉退縮は p.63 参照）.

D 歯列弓周長の回復

狭められた後継永久歯の萌出余地を拡大することにより再確保すること. これに用いる装置が**スペースリゲーナー**である.

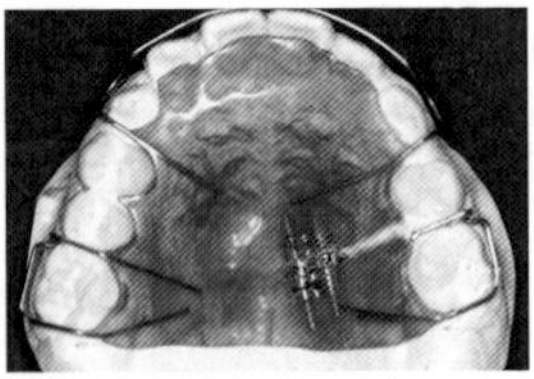

可撤式スペースリゲーナー（拡大ネジ付き）

適応　乳歯齲蝕や早期喪失による空隙の減少がある症例
骨格性の不正咬合や歯と顎の大きさの不調和がない症例

処置法　可撤式スペースリゲーナー（弾線付き，拡大ネジ付き）
リンガルアーチ型スペースリゲーナー
リップバンパー

E 歯列弓の拡大

歯列弓幅径を拡大し，歯列周長の増大を図る．

適応

臼歯交叉咬合

軽度叢生で歯列弓幅径の小さい症例

処置法

・拡大ネジを用いたもの
（床装置，ファンタイプ）

・ワイヤーの弾力によるもの
（Coffin の拡大装置，Porter の W アーチ，クワドヘリックス）

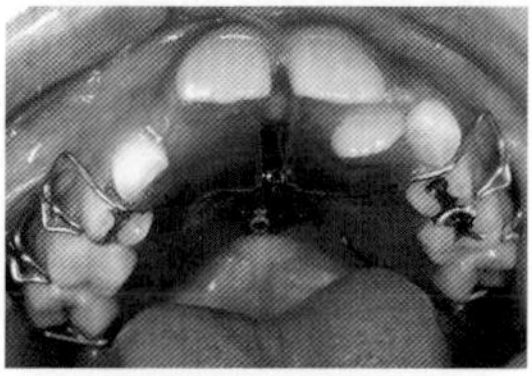

可撤式側方拡大装置

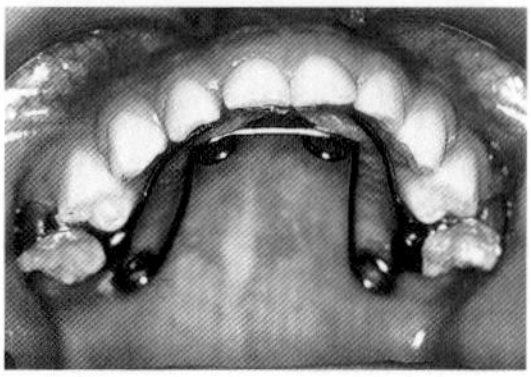

クワドヘリックス

クワドヘリックス　名前の由来	Quad	helix
	4つの	らせん

F 咬合誘導のための抜歯

①乳歯適時抜去

適応　切歯交換期の二重歯列
永久歯の萌出障害を引き起こす乳歯根吸収不全を認める乳歯

②歯の交換障害

適応　乳歯晩期残存，隣接永久歯の萌出を障害している乳歯，過剰歯

③連続抜去法

適応　歯列弓周長と歯冠幅径総和との不調和が明らかな症例で以下の条件をすべて満たすもの

- 両側性にⅠ級の咬合関係
- 顎顔面関係のバランスが良好
- 正中線が一致
- 開咬や過蓋咬合がないこと

Chapter 14
歯科治療時に留意すべき小児疾患

Check Point

・各疾患の全身の特徴，口腔内の特徴，歯科治療時の注意点が問われる．
・全身疾患を有する者への各疾患に応じた対応法を理解する．

Ⅰ．先天性疾患の分類

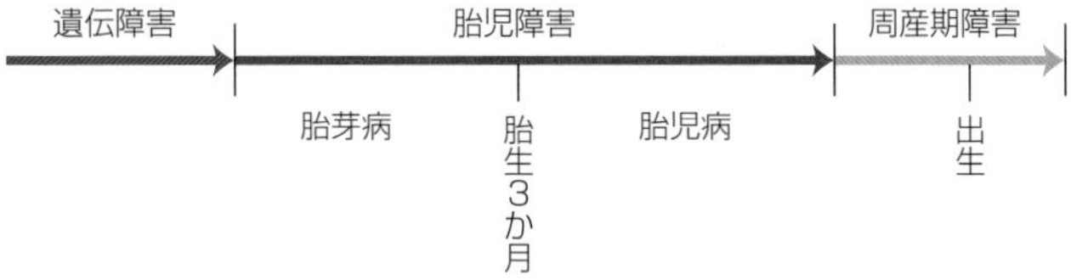

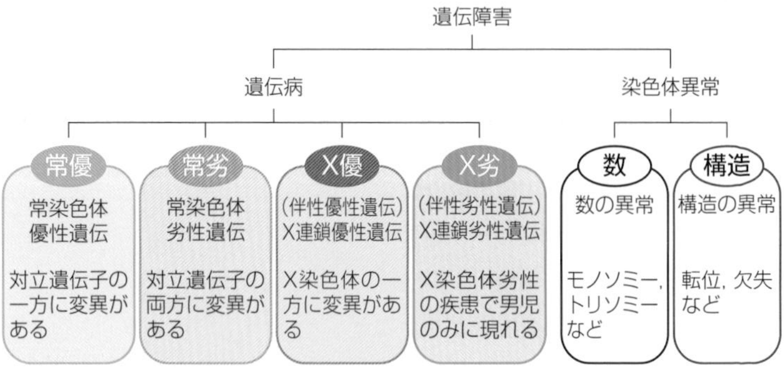

歯・口腔・顎・顔面に関連する先天性疾患

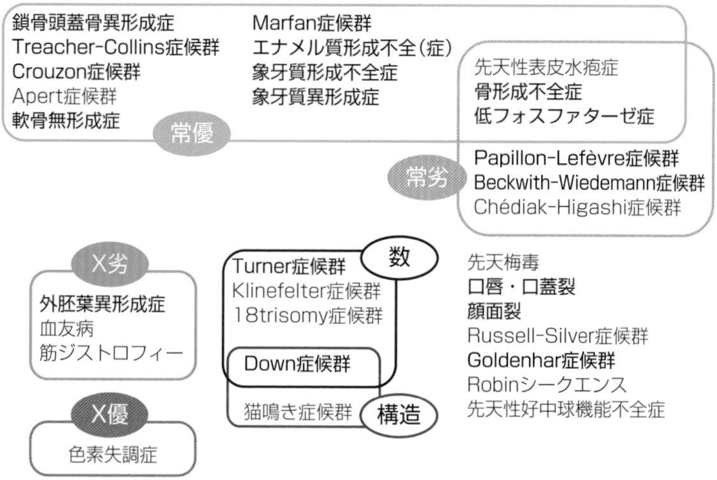

Ⅱ. 先天異常

A 骨形成不全症 常優 常劣

原因はⅠ型コラーゲン α_1 鎖または α_2 鎖遺伝子の変異で，造骨機能の欠如による骨有機基質形成障害のため骨が脆弱化し，多発性，反復性の病的骨折をきたす．

臨床所見	骨脆弱性による**易骨折性**・骨変形 長管骨皮質骨の菲薄化，頭蓋骨の化骨障害 青色鞏膜，伝音性難聴 出血傾向（心血管異常，血小板機能異常） 低身長
口腔所見	**象牙質形成不全症**（乳歯 80%，永久歯 35%） **オパール様色沢歯冠**（p.22，23 参照） 歯根発育不全（**短根歯**） **エナメル質の剥離，易磨耗性**
注意点	永久歯では**短小な歯根**と**髄腔・根管の狭窄**により根管治療が困難 易骨折性 予防的処置と積極的な歯質保護 開口器・抑制具使用を避ける

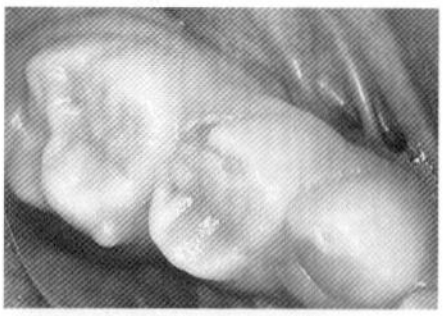
エナメル質の剥離

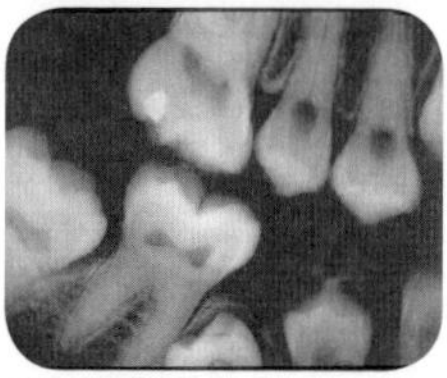
根管の狭窄

B 鎖骨頭蓋骨異形成症 常優

原因はRUNX2遺伝子の変異で，鎖骨の欠損または形成不全，頭蓋骨の骨化遅延を特徴とする先天性骨疾患

臨床所見	**鎖骨の低形成，頭蓋骨縫合および泉門の閉鎖遅延** 低身長，短頭型，副鼻腔の発育不全 知能正常 手根骨の化骨の遅れ 左右の肩が前で付着する特有な姿勢，肩幅が狭い
口腔所見	化骨障害による**上顎骨発育不全**→相対的な反対咬合 **乳歯晩期残存と永久歯萌出遅延** **永久歯の多数歯埋伏**，過剰歯 歯の形態異常，高口蓋，口蓋裂
注意点	**埋伏永久歯は萌出力に乏しい** 埋伏歯に対する処置は行わず，残存乳歯の保存処置，欠損部処置を行う 永久歯の萌出を観察して口腔管理を行う

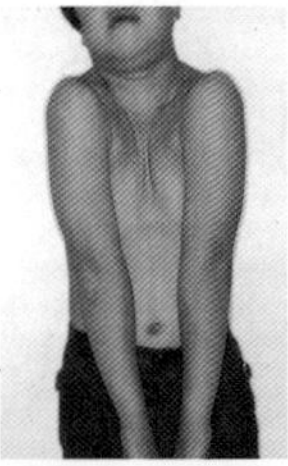

両肩を近接できる

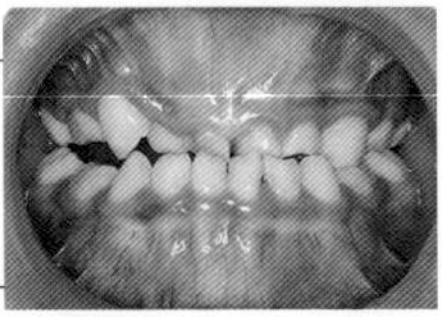

反対咬合

多数歯欠如を示す疾患
・外胚葉異形成症
・**色素失調症**：皮膚の紅斑，水疱，色素沈着，伴性優性遺伝（新生児期女児に発症）

C 先天性外胚葉異形成症 X劣

原因はEctodysplasin A遺伝子の変異で，**無汗症・発毛不全・無歯症**などの外胚葉由来組織の形成不全を示す．男＞女

臨床所見	汗腺の不足・欠如による無汗症，皮膚乾燥 皮脂腺の欠如 **毛髪・体毛の減少** 爪の形成不全 涙腺 / 咽頭腺 / 結膜腺 / **唾液腺の障害** 乳腺発育不全 虹彩の形成異常 **鞍状鼻**・萎縮性鼻炎 指骨の欠如
口腔所見	**歯数欠如と形態異常**（栓状歯・矮小歯） 口唇の外翻 歯槽骨の発育不全 **口腔内乾燥** 咀嚼機能障害 発音障害 審美障害

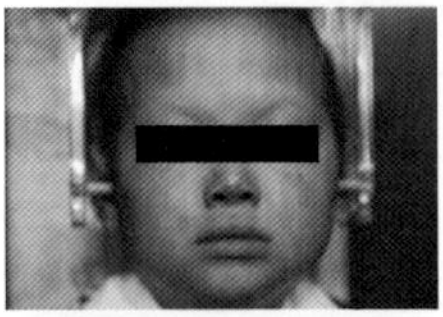

顔貌

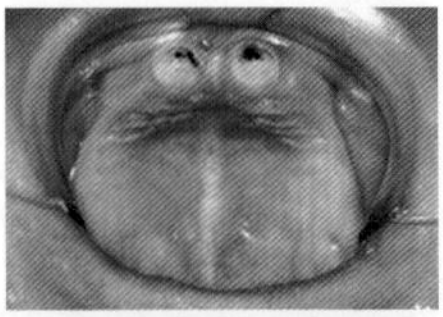

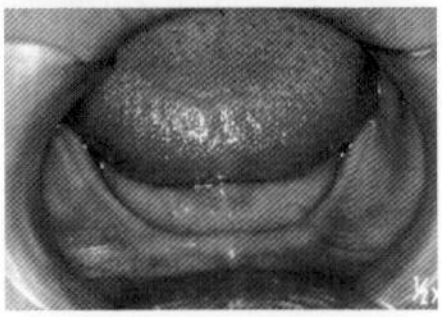

歯数と形態の異常

注意点	**体温調節が不十分**（診療室の温度調節，低年齢児の号泣など） 義歯使用により咀嚼・審美機能回復 発育に伴う義歯再製 形態異常歯の歯冠修復 部分無歯症では残存歯の管理

D Treacher−Collins 症候群（下顎顔面異骨症） 常優

原因	TCOF1 遺伝子の変異 第一，第二鰓弓に由来する組織の発育不全が両側性に生じる
臨床所見	小耳症，眼瞼裂斜下，顎骨や頰骨の低形成など
口腔所見	小顎症，口蓋裂，開咬
注意点	後鼻腔狭窄による気道閉塞など呼吸障害に注意

E Crouzon 症候群（頭蓋顔面異骨症） 常優

原因	FGFR2，FGFR3 遺伝子の変異
臨床所見	頭蓋冠縫合部早期癒合，中顔面部の低形成，両眼隔離，眼球突出，外斜視
口腔所見	反対咬合，上顎歯列弓狭窄，口呼吸

F 軟骨無形成症 常優

四肢短縮型小人症を呈する（頭，体躯は正常）.

原因	FGFR3 遺伝子の変異
臨床所見	低身長，三尖手，前頭部の突出と鼻根部の陥凹感
口腔所見	中顔面部低形成，歯の先天欠如，萌出遅延，形態異常，反対咬合，口呼吸

G Goldenhar 症候群（第一第二鰓弓症候群に含まれる）

第一，第二鰓弓由来の組織発育不全を示し，眼球結膜類上皮腫や脊椎の奇形合併があるもの．約 7 割が片側性である．

臨床所見	顔面筋の低形成，眼や耳の奇形，耳介低位
口腔所見	顔面非対称，顆頭と下顎枝の形成不全，唇顎口蓋裂，高口蓋，巨口症，横顔裂

H Marfan 症候群 常優

結合組織の代謝異常により骨格系，眼，心血管系に症状を呈する．

原因	FBN1，TGFBR2 遺伝子の変異
臨床所見	高身長，漏斗胸，関節過伸展，側弯症，蜘蛛状指，扁平足，心不全
口腔所見	高口蓋，狭窄歯列弓，口唇裂，口蓋裂，歯の形態異常

I Beckwith−Wiedemann 症候群（EMG 症候群） 常劣

臍帯脱出（E）・巨舌（M）・巨体（G）を主徴とする．知的能力障害は通常認めない．巨大な体格は成長と共に目立たなくなり，多くの所見は成人期までに消失する．

臨床所見	巨大児出生（平均 3,900g），臍帯脱出または 臍ヘルニア，ギョロ目，前額部の線状隆起， 耳垂の線状痕，低血糖
口腔所見	巨舌，開咬，反対咬合
注意点	咬合や構音障害の予防のため舌縮小術を行う

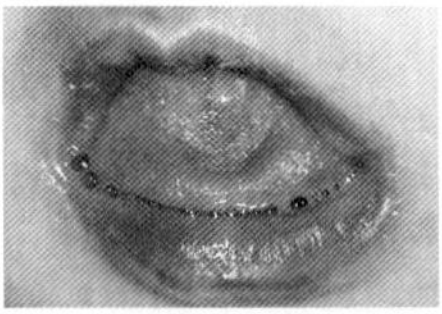

巨舌

J 先天性表皮水疱症 常優 常劣

軽度の物理的刺激で皮膚や粘膜に水疱・びらんが生じ，瘢痕治癒を繰り返す遺伝性疾患．栄養障害型，単純型，接合部型，キンドラー型の4型がある．栄養障害型はⅦ型コラーゲンの変異が原因である．

臨床所見	全身の成長発育の遅延 顎顔面頭蓋の発育遅延 頭蓋骨の化骨遅延 爪の萎縮・消失 合指症，関節拘縮，角膜びらん 耳介変形 食道狭窄，嚥下障害，肛門狭窄 知的能力障害は認めないことが多い
口腔所見	**口腔粘膜の水疱とびらん** 皮膚や粘膜の瘢痕萎縮による**開口障害** 舌小帯萎縮・**舌癒着** **エナメル質形成不全** 多発齲蝕，歯肉炎，歯の動揺
注意点	抑制治療禁忌 口腔粘膜も剥離しやすく，歯ブラシは 口腔粘膜に当てないようにする

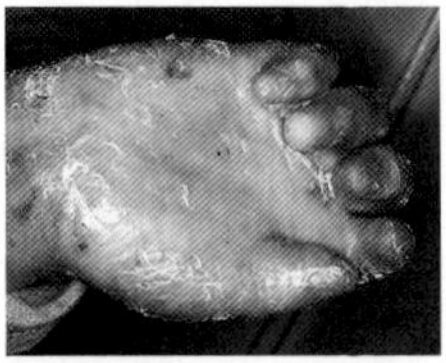

手掌の瘢痕

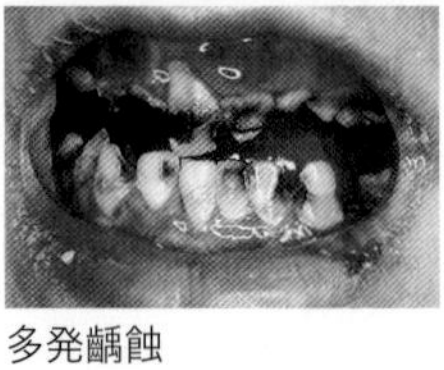

多発齲蝕

K 先天性色素失調症 X優

・X 染色体上の 1KBKG 遺伝子の変異
女児に多い.
・色素沈着は特有の経過をとり，最終的には自然消褪する.
・骨，眼，歯，爪，毛髪，中枢神経系などに合併症を認める.

臨床所見	仮性網膜膠腫，先天性股関節脱臼，多指症
口腔所見	歯の欠如，歯の形態・構造異常（円錐歯・栓状歯），萌出遅延

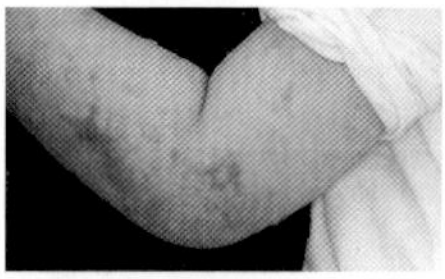
皮膚の色素沈着

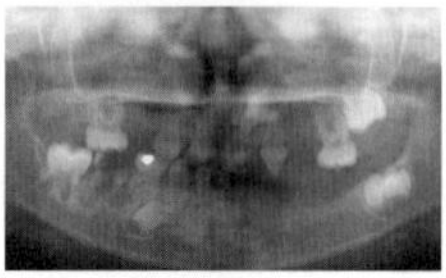
多数の欠如歯

L Robin シークエンス（Pierre Robin 症候群）

小下顎症，舌根沈下，上気道閉塞を三主徴とする.

臨床所見	心疾患，眼の疾患，呼吸困難
口腔所見	口蓋裂，小下顎症（下顎骨の低形成による上顎前突）
注意点	舌根沈下による呼吸障害に注意，挿管困難症

M Apert 症候群（尖頭合指症） 常優

頭蓋縫合部の早期癒合＋合指症を呈する頭蓋顔面異骨症

原因	FGFR2 遺伝子の変異
臨床所見	尖頭症，合指症，中顔面部の低形成，精神遅滞
口腔所見	反対咬合，上顎歯列弓狭窄，上顎骨劣成長，口呼吸，ゴシック口蓋，歯の欠如，萌出遅延

N Russell－Silver 症候群

7 番染色体のインプリント領域の異常が推測されているが，原因は不明である.

臨床所見	子宮内発育遅延，低身長，低体重，骨格の非対称，性発育異常，第五指短小・内彎，皮膚に色素沈着
口腔所見	下顎後退，左右非対称に起因する不正咬合，高口蓋

Ⅲ．染色体異常

A Down 症候群　よくでる　数　構造

21 番目の染色体が 3 本ある 21- トリソミー型（染色体数 47）が多く，2 ～ 3%は転座型（染色体数 46），モザイク型がある．21- トリソミー型は母親の出産年齢が高いほど発症率が高くなる（1/600 ～ 1/700）．

臨床所見	精神遅滞，成長障害，特異顔貌，筋緊張低下，種々の奇形を合併する 顔面頭部：短頭，短頸，丸い扁平な顔，両眼解離，眼裂斜上，耳介低位，内眼角贅皮 躯幹：**心奇形**（心室中隔欠損，Fallot 四徴症*）（約 50%） 　　　消化器系奇形（食道狭窄，臍ヘルニア） 四肢・筋肉・骨格：筋緊張低下，第五指短縮，猿線，環軸椎亜脱臼（約 20%） 口唇裂・口蓋裂 **白血病**，白内障，早期老化，てんかん（約 5 ～ 10%）
口腔所見	口唇の弛緩，**巨舌**，**溝状舌**，舌乳頭肥厚，**歯周病早期発症** **円錐歯・矮小歯・栓状歯，短根歯** 形成不全歯，癒合歯，歯の先天欠如（側切歯，小臼歯），**歯の萌出遅延** **下顎歯列弓拡大**，**上顎の劣成長**，**反対咬合**，前歯部開咬，狭窄歯列弓，高口蓋 低齲蝕罹患，口呼吸
注意点	心疾患など合併症に対する注意 **感染に弱い**ので観血処置の注意 自我意識が強いので低年齢から歯ブラシ習慣をつける 歯肉炎，歯周症を起こしやすい 抑制治療時には**頸椎脱臼**などに注意→頸部の過後屈防止

＊ Fallot 四徴症：肺動脈狭窄・心室中隔欠損・大動脈右位・右室肥大

症候群とは…いくつかの身体症状の集まりで，それが一緒に現れると 1 つの状態として認識されるもの

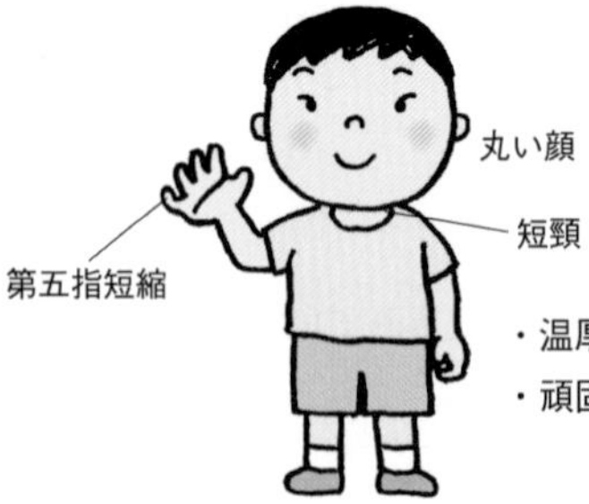

・温厚で陽気な性格
・頑固な面もある

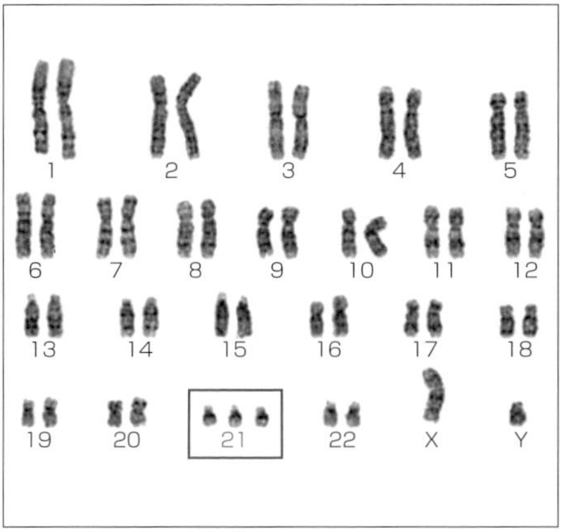

Down 症候群の染色体地図

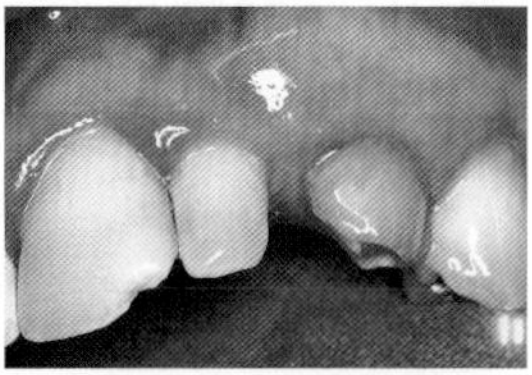

矮小歯

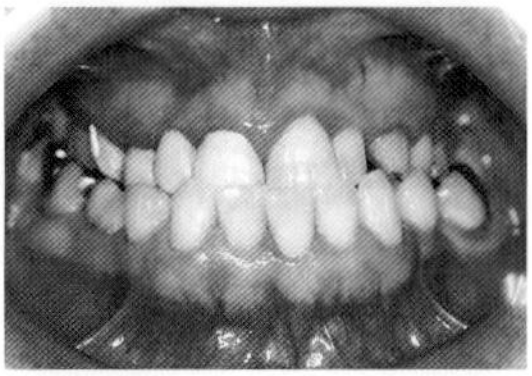

反対咬合

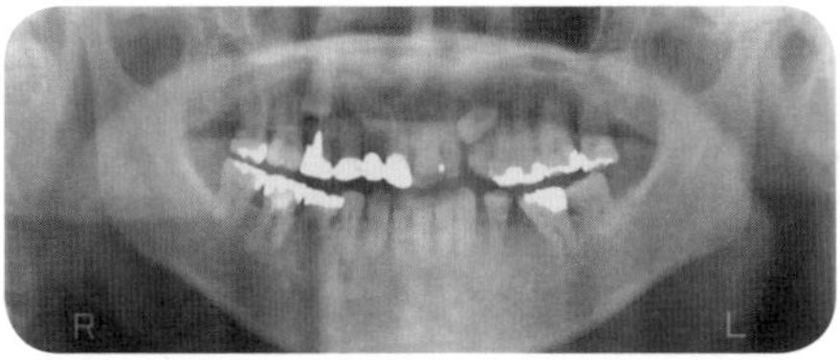

|Cの晩期残存と|3の埋伏

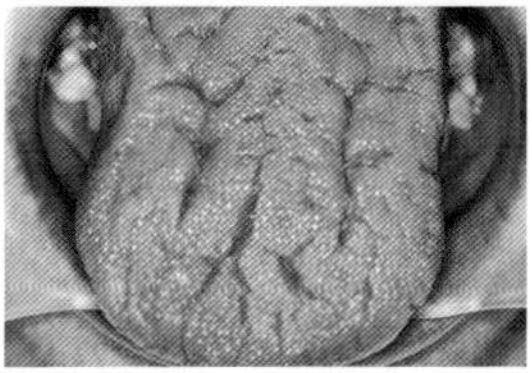

溝状舌

B Turner 症候群 （数） 性染色体異常

X 染色体の数・構造の異常（2 本の X 染色体一方の一部あるいは全部が欠失）. 新生女児2,000例に約 1 例に発症する. 精神遅滞はほとんどない.

臨床所見	低身長・外反肘・翼状頸，先天性心疾患，耳鼻科疾患，性腺未発達
口腔所見	歯の先天欠如，早期萌出，形態異常，高口蓋，小顎症，薄いエナメル質

C Klinefelter 症候群 （数） 性染色体異常

・X 染色体が過剰に存在し，XXY，XXXY を示す.

・新生男児 500 例に約 1 例，無精子症の約 10％に発症する.

臨床所見	睾丸の発育不全，女性様乳房，骨年齢遅延，軽度知的能力障害
口腔所見	上下顎前突，タウロドント，口蓋裂，歯冠径が大きい

D 18 trisomy 症候群（Edwards 症候群） 数

18 番染色体のトリソミーによる重度の先天異常．5,000 人に約 1 人発症し，女児に多い（男児は流産が多い）．1 歳までに 90％が死亡する．

臨床所見	手指の屈曲異常，両眼隔離，重度知的能力障害，先天性心疾患
口腔所見	口唇・口蓋裂

E $5p^-$症候群（猫鳴き症候群） 構造

・常染色体構造異常．5 番染色体短腕の部分欠失による疾患で，身体発育不良，重度精神遅滞（IQ 20 ～ 30），特異顔貌を認める．新生児期に小猫に似た甲高い泣き声であるため，猫鳴き症候群と名付けられた．

・新生児 5,000 人に約 1 人発症し，男女比は 5：7 である．

臨床所見	小頭症，眼間開離，眼瞼裂斜下，内眼角贅皮，外斜視，扁平な鼻根部，耳介低位，短頸
口腔所見	口唇・口蓋裂，小顎症

F 13 trisomy 症候群（Patau 症候群） 数

・13 番染色体のトリソミーによる重度の先天異常

・約 10,000 人に 1 人発症，生後 1 年以内に 90％が死亡，女児に多い．

臨床所見	脳奇形，小頭，先天性心疾患，多指症，腹部内臓の奇形，知的能力障害
口腔所見	口唇裂，口蓋裂

*母体の血液検査による新型出生前診断（NIPT）では，胎児の 13・18・21 番染色体の数が異常である可能性を調べている．

Ⅳ．感染症 （写真は p.101 ～参照）

A 流行性耳下腺炎（おたふくかぜ）

・治療法がない．ワクチンで予防する．

・髄膜炎や睾丸炎を合併することがある．

・30 ～ 40％は不顕性感染の経過をたどる．1 ～ 2 日の間隔で両側の耳下腺腫脹が多い．

B 突発性発疹

・高熱が 3 ～ 4 日続き，解熱すると同時に腹部や背中に発疹の出る疾患

・生後 6 ～ 12 か月に多い．

・高熱のわりに機嫌よく，全身状態がよい．

・ヒトヘルペスウイルス 6 型（HHV-6）の初感染により，罹患後は唾液腺細胞などに潜伏感染し，生涯持続する．

・終生免疫を得る．

・二度罹患する場合は 1 度目が 6 型，2 度目が 7 型（HHV-7）のことが多い．

C 風疹（三日はしか）

妊娠 3 か月以内の母体が罹患すると，**先天性風疹症候群**（白内障，心奇形，内耳性難聴，精神遅滞，小頭症，小眼症）児を出産する危険がある．

妊娠中に気をつけたい感染症

経胎盤感染によって児に重篤な奇形や臓器・神経・感覚器障害をきたす母子感染の総称を TORCH（トーチ）症候群という．

T：*Toxoplasma gondii*（トキソプラズマ原虫）

O：Others（その他）；梅毒（*Treponema pallidum*），B 型肝炎，水痘，EB ウィルスなど

R：Rubella virus（風疹ウイルス）

C：Cytomegalovirus（サイトメガロウイルス）

H：Herpes simplex virus（単純ヘルペスウイルス）

これらの他にも母子感染症にはジカ熱などがある．

D 水痘（水ぼうそう）

・発症 48 時間前から感染性があり，痂皮化すると感染性がなくなる．

・全身の皮膚粘膜に紅斑→丘疹→水疱→膿疱→痂皮の順に発疹を認める．

・有毛部にも水疱が出現する．

・**口腔内にもアフタ**，小紅斑がみられることがある．

E 麻疹（はしか）

・感染力が強く（特にカタル期）不顕性感染は少ない．

・発熱 2 ～ 3 日（38 ～ 40℃）後，臼歯部頬粘膜に粟粒大の白色の **Koplik 斑**が出現し，1 ～ 2 日で解熱する．再び発熱し（38 ～ 40℃）発疹が出現する．発疹は 4 日程度で消退する．

・肺炎，脳炎の合併頻度が高い．

F 手足口病

・軽度の発熱と倦怠感，**口腔粘膜疹**と皮膚発疹（四肢末梢，手掌，足底，指趾間に疼痛を伴う小水疱形成，水痘のように痂皮形成はない）

・口腔内には水疱後浅い潰瘍を形成し，硬口蓋，舌，頬粘膜に好発

G ヘルパンギーナ

軟口蓋，扁桃弓に小さく多数の円形の水疱を形成，潰瘍となる．

夏風邪症候群
夏に流行するウイルス感染症総称
ヘルパンギーナ：コクサッキーウイルス
　　　　　　　　エコーウイルス
咽頭結膜熱（プール熱）：アデノウイルス
手足口病：エンテロウイルス
　　　　　コクサッキーウイルス
主に飛沫感染（唾液，吐物，便）
手洗いやうがいを行いタオルを共有しない
潜伏期間　2 ～ 7 日
症状　　　38 ～ 39℃発熱
処置　　　対症療法

伝染性疾患の特徴

疾患名	麻疹	風疹	水痘	手足口病	流行性耳下腺炎	ヘルパンギーナ
ウイルス	麻疹ウイルス	風疹ウイルス	水痘帯状疱疹ウイルス	コクサッキーウイルス エンテロウイルス	ムンプスウイルス	コクサッキーウイルス
感染路	飛沫・接触・空気	飛沫	接触・空気・飛沫	経口・飛沫・接触	飛沫	飛沫・接触・経口
潜伏期	10〜12 日	2〜3 週	14〜17 日	3〜5 日	2〜3 週	2〜4 日
発病	発熱 カタル症状 発疹	発熱 発疹 リンパ節腫脹	軽熱 発疹 倦怠感	軽熱 発疹	耳下腺の 腫脹（片側 両側	発熱, 咽頭痛 嚥下困難
治癒	発熱後 1 週で発疹は消退し始め7〜10日で落屑, 色素沈着も消退する	3 日ほどで消退	発病後 2 週で全痂皮の落屑	発疹後 7〜10 日で治癒	7〜10 日くらいで腫脹が消失	急性症状は 3 日で軽減し, 7〜10 日で症状消退
感染性	発疹出現の 3〜5 日前から発疹出現後 4〜5 日くらい	発疹前 7 日〜発病後 7 日程度	発疹出現前 2 日〜すべてが痂皮になるまで	水疱形成中は感染力あり	耳下腺腫脹の 7 日前〜出現後 9 日まで	急性期に最も強い
隔離期間	解熱後 3 日を経過するまで	発疹がなくなるまで. 妊娠 4 か月までの女性は感染を避ける	すべてが痂皮になるまで	急性症状が治まるまで	唾液腺の腫脹がひくまで	急性症状が治るまで

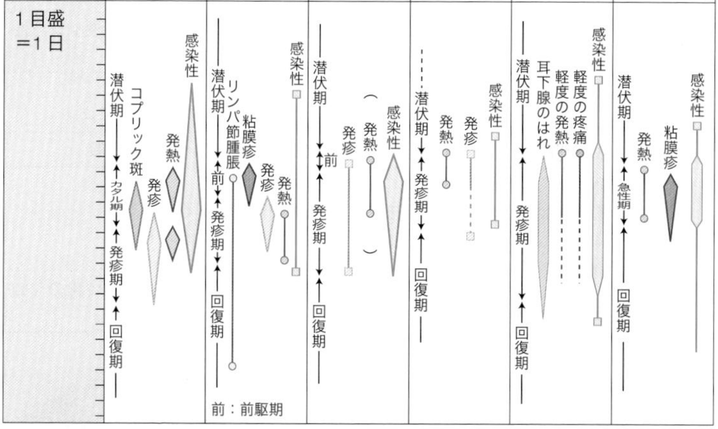

飛沫感染：ウイルスや細菌がくしゃみなどにより細かい唾液や気道分泌物に包まれ空気中に飛び出し，約 2 m の範囲で人に感染させること

空気感染：飛沫核に病原体が付着し，長時間空気中を浮遊して感染させること．麻疹，水痘，結核．

V．血液・造血器疾患

A 血友病

・伴性劣性遺伝の先天性凝固因子欠乏症で，第Ⅷ因子欠乏が血友病 A，第Ⅸ因子欠乏が血友病 B である．
・乳児期から皮膚，粘膜，関節，筋肉内，諸臓器深部に出血を反復する．
・凝固因子の凝固活性程度により出血傾向の強さが決まる．

注意点	観血処置前に血漿製剤の補充療法を行う 伝達麻酔は禁忌である 交換期乳歯は自然脱落を待つ

B 白血病

・骨髄，リンパ節など細網内皮系組織において白血球が異常増殖し，末梢血中に病的腫瘍白血球が増殖する疾患で，これにより赤血球産生は抑制され貧血となり，血小板産生も抑制され出血しやすくなる．
・近年，生存率が高くなり，サバイバーが増加している．

病型	**リンパ性・骨髄性白血病に急性型と慢性型**があり，**小児では急性リンパ性白血病が多い**（75%）
臨床所見	急性白血病では貧血，発熱，肝脾腫が三主徴 出血傾向，骨・関節痛，リンパ節腫大
口腔所見	粘膜の**点状出血**，**歯肉易出血**，**歯肉増殖**，口腔潰瘍，**歯槽骨吸収**
注意点	**歯科治療は寛解期に行う** **観血処置時は抗菌薬の予防投与と出血傾向に注意する．** 口腔粘膜炎の予防のため，口腔内の衛生と保湿に留意する． 移植が予定される場合には，事前に齲蝕治療を完了させる． 小児がん治療が歯の形成期にあたる場合には，晩期合併症として歯の欠如や矮小歯，短根などが認められる．→フォローアップが重要

C 血小板減少性紫斑病

・血小板減少により皮膚や粘膜に出血斑（紫斑）がみられる疾患
・小児では 6 か月以内に治癒する急性型が多い．

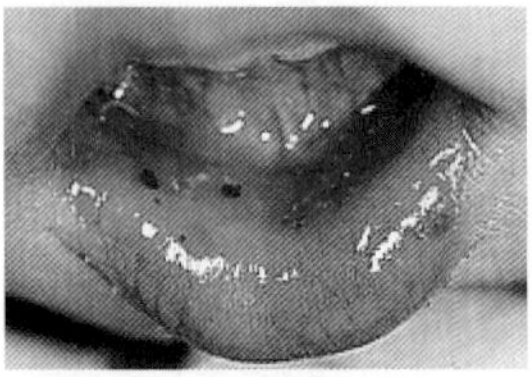
口腔粘膜の出血斑

臨床所見	血小板が数万 $/mm^3$ 以下の場合は口腔粘膜出血，鼻出血，紫斑が出現する． **出血時間が延長**する
注意点	観血処置時は抗菌薬の予防投与と出血傾向に注意する 急性型で出血傾向が強い 小児ではステロイド薬投与が行われていることがある

D 貧血

循環血液中の赤血球数 350 万 $/mm^3$ または血色素量（Hb）10g/dL 未満の状態

生後 6 か月～6 歳まで Hb 11g/dL 以下，6 ～ 14 歳まで 12 g/dL 以下

原因	赤血球産生の低下（鉄欠乏性） 赤血球分化の障害（溶血性） 血球喪失の亢進（外傷）
臨床所見	皮膚粘膜の蒼白，食欲不振，下痢，便秘，舌炎，全身倦怠，動悸， 息切れ，微熱

①鉄欠乏性貧血

・赤血球中のヘモグロビン合成に必要な鉄の不足で起こる貧血

・貧血患児の 90％以上を占め，乳児期や思春期に多い．

・易疲労感，顔色不良などの貧血症状の他に，スプーン状爪や舌の萎縮などを認めることもある．小児では異食症（氷，茶葉，あめなど）も多い．

・鉄欠乏が神経・認知機能に影響し，集中力低下，学習障害，乳幼児では発達障害を引き起こす．

②再生不良性貧血

・末梢血の汎血球減少と骨髄の低形成を特徴とする，血球が産生されないことによる貧血

・貧血と出血傾向があり，出血は皮膚，消化器に及ぶ．

口腔所見	頬や口腔粘膜の**点状出血斑，歯肉出血**， 歯肉や口蓋の出血性壊死や口腔カンジダ症
注意点	好中球減少による易感染や血小板減少による出血傾向に注意する

Ⅵ. 内分泌疾患

A 甲状腺機能異常

①甲状腺機能亢進（Basedow 病）

・甲状腺ホルモンが過剰分泌する疾患

・増齢的に増加し，女性に多い（男女比 1：6）.

臨床所見	甲状腺腫，眼球突出，体重減少，手指振戦，頻脈，骨年齢の進行が速い
口腔所見	**乳歯の早期脱落，永久歯の早期萌出**，歯根膜腔の拡大，骨多孔症

②甲状腺機能低下（先天的なものはクレチン病）

発症頻度 1/8,000 で女性に多い（男女比 1：2）.

臨床所見	皮膚・頭髪乾燥，鞍鼻，眼裂解離，巨舌の特異顔貌，低身長で四肢短小，**大・小泉門閉鎖不全**，精神発達障害
口腔所見	**歯の発育遅延と萌出遅延**，巨舌に伴う口呼吸や舌突出

B 副甲状腺機能異常

①特発性上皮小体（副甲状腺）機能低下症

原因不明な副甲状腺ホルモンの分泌が低下する疾患

臨床所見	低身長，テタニー，髪・爪・皮膚などの外胚葉系組織の異常，異所性の石灰化沈着，心奇形
口腔所見	**エナメル質の欠損，エナメル質形成不全，萌出遅延**，歯根の形成異常，歯槽硬線の肥厚，齲蝕罹患性が高い

②偽性上皮小体（副甲状腺）機能低下症

・骨と腎臓が副甲状腺ホルモンに感受性がないと考えられている.

・遺伝性疾患で男女比は 1：2 である.

臨床所見	低身長，短頸，円形顔貌，短指症，異所性石灰化，知能低下，白内障
口腔所見	**エナメル質・象牙質形成不全，歯冠は小さく歯根は短小，萌出遅延**，齲蝕罹患性が高い

C 下垂体の疾患

・成長ホルモン（GH）分泌低下性低身長症（**下垂体性小人症**）

・成長ホルモンの分泌低下による身長の発育の遅れ

臨床所見	人形様顔貌，脳頭蓋は正常だが顔面頭蓋（特に下顎）が小さい
口腔所見	歯列不正，叢生，**萌出遅延**

D 副腎の疾患

① Cushing 症候群

副腎皮質の腫瘍や過形成が原因で副腎皮質ホルモンの分泌過剰となる．中心性肥満（顔面・体幹が肥え，四肢が細い），満月様顔貌，身体発育抑制など

② Addison 病

副腎皮質機能不全による疾患．**皮膚・粘膜（口唇・歯肉）の色素沈着**，食欲不振，嘔吐，下痢，体重減少などストレス時に悪化する．

Ⅶ．代謝異常

A 糖尿病

① 1 型糖尿病（**小児に多い**．15 歳未満では 80%．発生率 10 万人に 2 人）

・**インスリン依存**

・膵臓の Langerhans 島の β 細胞からのインスリン分泌の障害による
高血糖，尿糖排泄増加の糖代謝異常

臨床所見	多尿，口渇，多食，夜尿，易疲労性，痩せ 食事，運動，インスリン注射の自己管理
注意点	観血処置時は抗菌薬の予防投与，**増齢的に歯周病の進行，** 抜歯窩治癒不全 低血糖発作を起こすことがある

② 2 型糖尿病（中高年に多い）

・**インスリン非依存**

・肥満児が増加すると患者数も増加する．

・治療の原則は食事療法と運動療法

Ⅷ. ビタミン欠乏症

A くる病

カルシウムやリンの低下により骨基質の石灰化障害を生じ，石灰化していない骨基質・類骨が増加している状態

①ビタミンD依存性くる病

骨の代謝過程で生理的必要量を上回るビタミンDが必要な疾患

口腔所見	低カルシウム，高アルカリフォスファターゼ血症に伴う**エナメル質形成不全，象牙質形成不全** **歯髄腔は広く根端開存，歯の萌出遅延**

②低リン血症性ビタミンD抵抗性くる病

・腎尿細管におけるリンの再吸収不良による低リン血症を主症状とする．

・X染色体優性遺伝で男児がより重篤

臨床所見	低身長，O脚，関節変形
口腔所見	齲蝕でない歯に突発的な根尖膿瘍形成，薄い象牙質と広い歯髄腔，突出した髄角 歯は咬耗しやすく，齲蝕や歯髄感染を起こしやすい

③栄養性・日光不足によるビタミンD欠乏性くる病

・乳幼児のビタミンD欠乏は増加傾向

・原因として母乳栄養の推進（人工乳よりビタミンDが少ない）

・日光浴不足，極端な偏食や食事制限など

	欠乏症
ビタミンA	皮膚や粘膜の乾燥と角化，夜盲症
ビタミンB	B1：脚気／B2とB6：口唇炎，舌炎，口内炎／B12：巨赤芽球性貧血
ビタミンC	壊血病
ビタミンD	くる病
ビタミンE	不妊症，流産
ビタミンK	出血傾向

Ⅸ. 腎疾患

A ネフローゼ症候群

・10 万人に 5 人
・高度の浮腫，低タンパク血症，高脂血症，高度のタンパク尿の排泄を主症状とする．
・再発を繰り返すときは免疫抑制薬（シクロスポリン A，シクロホスファミドなど）が併用される．
・**ステロイド薬を服用**していることが多い．
・副作用により**ムーンフェイス（満月様顔貌）**となる．
・**易感染性**で創傷治癒不全，出血傾向，易骨折性を示す．

注意点	観血処置は低タンパク血症の改善後に行う **根尖病巣が全身疾患の病因となりうるので，口腔内管理が重要となる** 観血処置時は抗菌薬の予防投与，その際は腎毒性を配慮する 抜歯時にはステロイド薬の増量を行い，急性副腎皮質機能不全（副腎クリーゼ）によるショックを予防する

B 急性糸球体腎炎

溶連菌感染症による腎炎

臨床所見	浮腫，乏尿，血尿，タンパク尿，高血圧，全身倦怠，微熱，頭痛
注意点	急性期の歯科治療は避ける 観血処置時は抗菌薬の予防投与を行う

X．循環器疾患

A 先天性心疾患

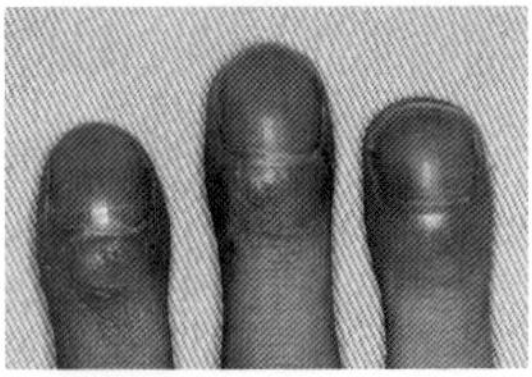
太鼓ばち指

・発生頻度は 0.8 ～ 1.0％で，遺伝的要因と妊娠初期の環境的要因が関与する．

・**心室中隔欠損症**が多く，他に**動脈管開存症，肺動脈狭窄症，Fallot 四徴症**などがある．

臨床所見	太鼓ばち指，蹲踞《そんきょ》の姿勢，脳虚血発作，無酸素発作，チアノーゼ（口唇，舌，爪床，指尖）
注意点	号泣させない ストレスを与えない 易感染性のため感染根管治療は避け抜歯する **観血処置時はペニシリン系抗菌薬を予防投与し感染性心内膜炎を予防する** チアノーゼのある患児は出血傾向が高い

B 後天性心疾患

急性熱性皮膚リンパ節症候群（川崎病）

乳幼児の原因不明の急性熱性発疹性疾患で全身性の血管炎がある．

臨床所見	39℃の発熱，手足の浮腫，全身の不定形発疹，眼球結膜充血，口唇の発赤，苺状舌，非化膿性頸部リンパ節腫脹
注意点	冠動脈瘤がある場合は感染性心内膜炎の予防 血栓防止のため**抗血液凝固薬が投与**されていることがある

Chapter 15
小児患者への歯科的対応

Check Point

・一般的に3歳以上で母子分離ならびに各種対応法が応用できるようになる.
・健常な小児の発育発達を確認し，適切な対応法を選択できるようにする.
・各行動療法の特徴とその対象者を選択できるようにする.

Ⅰ．歯科診療と小児の反応

歯科診療に際し，情動のコントロールが未発達な低年齢児ほど情動の変化が外部行動に現れやすい.

外部行動	態度や行動などの外部から観察できる	目や顔の表情，音声の変化，会話量の変化，拒否的な行動（泣く，叫ぶ，拒む，逃げるなど）
内部行動	身体内部への生理的変化として観察できる	脈拍・呼吸数の増加，筋の緊張，血圧上昇，手掌・足裏の発汗増加，眼球運動の増加

Ⅱ．歯科的対応法と種類

A 基本的な対応

1）**婉曲語法（ユーフェミズム）：代用語を活用する**（例：エア→風）
2）診療時間の設定：長時間の診療は避ける.
空腹時や疲労時の診療は避ける.
低年齢児は午前中のほうが好ましい.
3）小児患者との会話：ボイスコントロール
脅すような言動は慎む.
嘘を言ってはならない.
小児の訴えをよく聞く.

4）意識の外方向化：視覚的に興味を引くものや声かけなどで，小児の意識を診療以外に向けさせる．

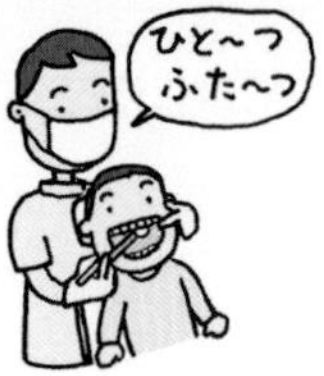

B 保護者からの小児の分離

1）患児の年齢や性格を考慮して母子分離を行うか選択する．
母子分離の際は保護者へ治療内容の説明を行い，不安を取り除く．
同室の際は治療中の不必要な助言や行動を慎むよう指導する．

2 歳児まで：母親が同室するのが一般的

3 歳児以上：母子分離することが可能

2）母子分離に関連する因子

・精神的発達状態
・言語の発達：意思疎通を図れる．
・情動の発達：大きな音を怖がらなくなる，見慣れない人や場所でも対応できる．

小児の治療時の行動に影響を及ぼす因子
・痛み
・診療室における環境
・治療時間
・体動の規制

C 行動療法（行動変容法，適応年齢 3 歳以上）

歯科治療に適応できるようにするために適切な学習が必要である．

→トレーニング（シミュレーション，リハーサル）

学習心理学研究の理論（学習理論，行動理論）を用いて効果的に行う．

行動変容：行動理論を応用して望ましい行動となるよう変えていくこと

行動療法：行動変容を治療のために用いること
特別な場所や機械など必要なく，広く応用される．
成功させるには，一定の発達レベルに達していることが条件

レディネス：ある学習に対する準備
歯科治療へ適応行動がとれるようになるためには，3～4 歳以上の発達レベルが必要（レディネスの確認）

行動 は大別して 2 種類

- **レスポンデント行動**：条件刺激に対して反射的に誘発される
  →不安軽減法
- **オペラント行動**：自発的に行う→行動形成法

歯科で用いられる行動療法

不安軽減法 （情動反応）	・レスポンデント条件付け ・リラクセーション ・エクスポージャー（暴露療法） 系統的脱感作 フラッディング
行動形成法 （自発行動）	・オペラント条件付け ・トークンエコノミー ・レスポンスコスト ・タイムアウト法 ・シェイピング法
観察学習	・モデリング法
その他の歯科医療トレーニング （行動療法でない）	・TSD 法 ・カウント法

BIM アプローチ (brushing into the mouth)
介助磨きによりリラクセーションを図る方法

CHECK!
TSD 法，モデリング法，正の強化因子の応用は，3 歳未満でも応用可能

認知療法：認知のゆがみを修正することで，不安傾向などの症状を改善する．
SST（social skills training）：**社会生活技能訓練**
集団でのロールプレイやモデリングなどを通して，対人的な対処能力を改善する．

1）不安軽減法

(1) レスポンデント条件付け

- 条件刺激により反射的に起こる生理的反応（唾液分泌，動悸など）や情動反応（不安感，恐怖感など）を誘発させること．Pavlov の犬の実験で知られている．
- 歯科診療室で介助歯磨きなどを行い，不快刺激のない経験をさせることで，恐怖反応の消失を図る．

(2) リラクセーション

患児に心身をリラックスさせる方法を教え，リラックスした状態にして問題となっている不安と恐怖を克服させようとする方法（筋弛緩法などが含まれる）

(3) エクスポージャー（暴露療法）

・不安や恐怖を引き起こす刺激（条件刺激）に暴露して慣れさせ，克服した経験を積ませることで望ましくない反応（条件反応）を消去する方法．レスポンデント条件付けの理論に基づく．

・エクスポージャーには，系統的脱感作とフラッディングがある．

①系統的脱感作

・恐怖を引き起こす刺激を弱いものから強いものへと段階的に繰り返し提示して，恐怖を克服する方法

・不安を感じさせるものを順序づけた不安階層表を作成し，弱いものから徐々に暴露していく．

・不安状況をイメージさせて脱感作する方法（イメージ脱感作）と現実場面で体験させて脱感作する（現実脱感作）がある．

②フラッディング（flooding）

・段階をふまずに強い不安を生じさせる刺激にさらすことで不安を減弱させる方法

・はじめはパニックになるが，定型発達の小児であれば，パニックが収まるころには不安が小さくなり，状況を受け入れられる．

・自閉スペクトラム症では恐怖を増大させるので不向きである．

2) 行動形成法

(1) オペラント条件付け

・患児がとる自発的な行動（オペラント行動）を刺激によって変化（強化あるいは弱化）させる方法である．

・適応年齢は 3 歳以上

・歯科臨床では，患児のオペラント行動に対して，おもに正の強化子（ほめ言葉などの快刺激）によって好ましいオペラント行動の出現頻度を増加させる．

(2) トークンエコノミー

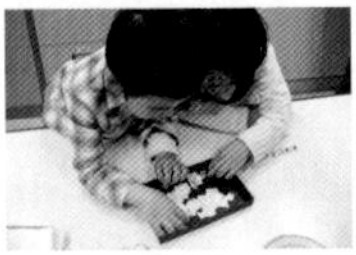

・望ましい行動がみられたときに，正の強化子としてトークン（代用貨幣）を与え，トークンがたまっ

て一定の数に達したら小児がほしいもの（バックアップ強化子）と交換する方法
・トークンにはカードやシールなどを用いる．
・目標となる行動，トークンの種類や与え方，交換の方法，交換する品物を明確にする．
・低年齢児や知的能力障害があってシステムを理解できない小児では効果が得られない．

(3) レスポンスコスト

・ある特定の適応行動の強化子として小児に与えていたトークンをその適応行動とは逆の不適応行動をとった場合に，小児から取り上げる方法
・負の罰（快刺激の除去）の１つである．
・トークンエコノミーと併用することが多い．

(4) タイムアウト法

・小児に不適応行動がみられた場合に一定時間だけ正の強化を受けられないような場所に隔離する方法
・孤立した状況におかれることで罰を与えられたことを自覚させ，不適応行動を減少させる．
・罰を与えた後，望ましい行動に変わったときはほめ言葉などの強化子を与える．
・タイムアウト法を行う際は保護者に了承を得ておく必要がある．

(5) シェイピング法

・目標とする行動をいきなり獲得させるのではなく，スモールステップに分け，少しずつ強化する方法
・オペラント条件付けに基づく行動形成法の１つ
・最終的な目標行動に至るまで，容易なことから順に行わせ，その行動が生じたら強化を行う．
・知的能力障害児や自閉スペクトラム症児に用いられることが多い．

3）観察学習

モデリング法

・手本となる他者（モデル）の行動を観察し，学習させることで行動の修正を促す方法

・小児期には模倣行動が多くみられることから，模倣により好ましい行動に転換できるように促す.

・実際の診療場面を観察させる方法　（ライブモデリング）

・診療場面を記録したビデオを見せる方法，人形などを活用する方法（間接的モデリング）

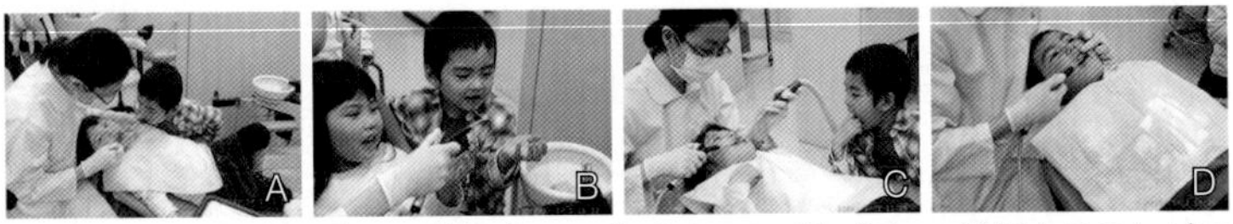

自然な流れの中でモデリング法（A ～ C）から TSD 法（D）へ移行することができる.

D その他

1）Tell-Show-Do（TSD）法

・1959 年に歯科医師の Addelston が紹介した方法

・これから行うことをわかりやすく説明し（Tell），用いる器材の使い方を見せて（Show），器材を用いて説明したことを実際に行う（Do）方法

・初めて歯科治療を経験する小児や恐怖心の強い小児で効果的である.

・対象：3 歳以上（会話により意思の疎通が図れる小児）

・系統的脱感作やシェイピング法との類似点があるが，学習心理学に基づいたものではない.

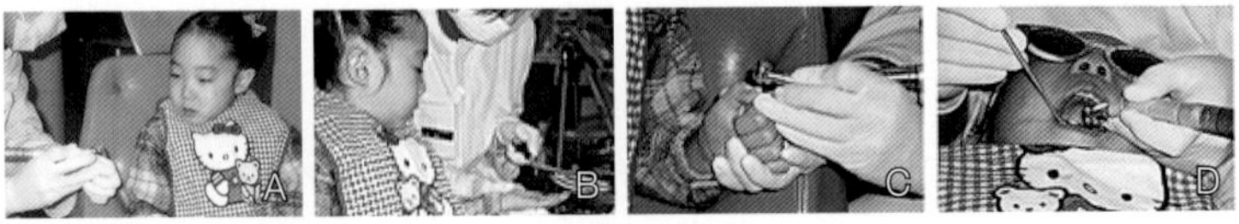

A：話して（tell），B，C：見せて（show），D：行う（do）.

2）カウント法

・特定の機器や器具に対して恐怖を感じる場合，10 数える間だけ使用することを約束して，声を出して数えながら実施する方法

・数を数える状況に注意が向くため，機器使用時の刺激が減弱して感じられる．

・10 までというゴールがあることから受け入れられやすい．

・エクスポージャーの 1 つといえる．

3）視聴覚リラクセーション法

・歯科治療中に音楽を聴かせたり，動画を見せることにより治療に伴う不快感を減少させる方法

・音楽は，個人所有の携帯端末からイヤホンなどで聞く方法や診療ユニットにスピーカーを設置する方法がある．

・動画は，個人所有のスマートフォンなどの利用が可能であるが，診療の妨げにならない場所に動画専用ディスプレイを設置する方法もある．

・聴覚過敏のある小児ではヘッドホンなどの使用で不快な音の遮断効果が得られる．

4）ハンドオーバーマウス法（HOM 法）

・泣き叫んだり，興奮して術者の話を聞こうとしない小児に対して，口を手で覆うことで術者に注意を引きつけ，耳元で穏やかに語りかけて説得する方法

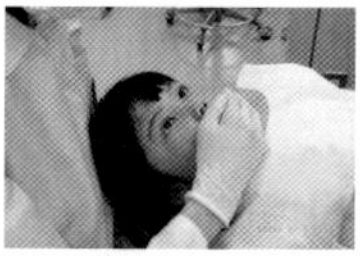

ハンドオーバーマウス法

・術者の行動に驚いて泣き止んだところでコミュニケーションを図る．

・事前に保護者に目的を説明して同意を得ておく必要がある．

・自閉スペクトラム症児やコミュニケーション能力が十分に発達していない小児には適用すべきではない．

E 身体抑制法

・抑制具（レストレーナー，マジックベルト）の使用

　一般的な対応や行動変容法による対応が困難な小児で緊急処置が必要な場合など，やむを得ないときのみ用いる．治療に慣れてきたら，抑制具の使用を中止することが望ましい．

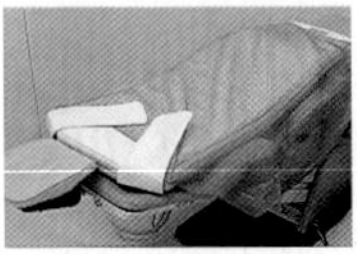

レストレーナー

開口を保持するために開口器を使用することがある．

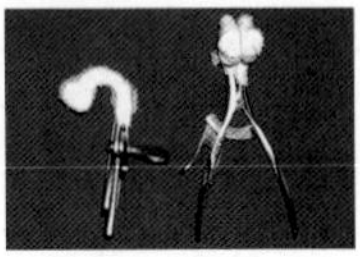

開口器

F 精神鎮静法

1）笑気吸入鎮静法（適応年齢3歳以上）

・痛み反応閾値を高める．

・意識を保ったままで小児患者の不安，恐怖感を緩和する．

・歯科治療に対する好ましくない反応あるいは体動を減少させる．

・長時間の歯科治療を耐えやすくする．

・心身障害児の歯科治療の補助手段として使用する．

2）静脈内鎮静法

・静脈内にベンゾジアゼピンなどの鎮静効果のある薬剤を注入することで安定した鎮静を得る方法．

・健忘効果も強く，長めの治療も可能．

・呼吸抑制や反射抑制による誤嚥への対応が必要なため，麻酔専門医が担当する．

・術中は動脈血酸素飽和度（SpO_2），脈拍，血圧のモニタリングをする．

3）経口投与鎮静法（前投与法）

・治療前に鎮静薬を内服させることで，不安や緊張を軽減する方法．

・鎮静薬にはベンゾジアゼピン系の薬剤（ジアゼパム，ミタゾラム）が用いられる.
・疼痛閾値の上昇が期待できるが，効果は個人差が大きい.

G 全身麻酔法

・麻酔薬によって患者の意識を完全に消失させる方法で，体動は完全に抑制される.
・気道確保が確実に行えるため，多数歯をまとめて治療することが可能.
・全身麻酔と呼吸・循環系の管理は麻酔医が行う.
・重度の知的能力障害児，号泣によりチアノーゼを起こす可能性のある全身疾患のある小児が適応となる.
・多数歯齲蝕の症例に実施することが多い.

Chapter 16

障害児の歯科診療

Check Point

・身体・知的・精神・発達障害者の相違を理解する.
・まず口腔内の特徴, 次に疾患の特徴を理解する.
・障害者への歯科的対応は障害の種類やレディネスによって判断する.
・最近は症例写真から歯科治療時の注意点を問うものが多い.

Ⅰ. 心身障害の分類

区　分	法律上の定義	内　容	手帳制度・等級
身体障害者	あり 身体障害者福祉法	「身体障害者障害程度等級表」に掲げる身体上の障害がある 18 歳以上の者であって, 都道府県知事から手帳の交付を受けたもの	身体障害者手帳 (障害児にも交付) 1～6 級 (等級表は 7 級まで)
知的障害者	なし 知的障害者福祉法	知的障害者福祉法では, 知的障害の定義を定めていない.「社会通念上知的障害者と考えられるもの」と解釈している	療育手帳 A, B (自治体によって異なる)
精神障害者	あり 精神保健福祉法	統合失調症, 精神作用物質による急性中毒またはその依存症, 知的障害, 精神病質その他の精神疾患を有する者	精神障害者保健福祉手帳 (有効期間 2 年) 1～3 級
発達障害者	あり 発達障害者支援法	自閉症, アスペルガー症候群その他の広汎性発達障害, 学習障害, 注意欠陥多動性障害その他これに類する脳機能の障害であってその症状が通常低年齢において発現するものとして政令で定めるもの	精神障害者保健福祉手帳 (有効期間 2 年) 1～3 級

障害者制度の構造

障害に関する法律

＊障害者のための法律は3階建て

障害者総合支援法（2012年公布） 「障害者の日常生活及び社会生活を総合的に支援するための法律」				サービスを利用するための共通の仕組みを定めている
身体障害者福祉法 （1949年公布）	精神保健及び精神障害者福祉に関する法律 （1950年公布）	知的障害者福祉法 （1960年公布）	発達障害者支援法 （2004年公布）	児童福祉法 （1947年公布）
障害者基本法（1970年公布）				施策の基本事項を定めている

障害者の分類

身体障害

種別	各1～6（7）までの等級がある
1	視覚
2	聴覚・平衡機能
3	音声・言語・咀嚼機能
4	肢体不自由
5	心臓機能 腎臓機能 呼吸器機能 膀胱・直腸機能 小腸機能 HIVによる免疫機能 肝臓機能

精神障害

精神疾患	統合失調症 躁うつ病 非定型精神病 てんかん	
中毒精神病	嗜好品	アルコール
	有機溶剤	産業化合物
	医薬品	麻薬 覚醒剤 コカイン 向精神薬
その他	食行動異常 発達障害　など	

双極性障害：躁うつ病
摂食障害：神経性やせ症（拒食症）⇔　神経性大食症
解離性障害：心的外傷への自己防衛として，自己同一性を失う神経症の一種
統合失調症：神経伝達物質のバランスの異常が背景と考えられる脳神経疾患
思考障害，自我障害，感情障害，人格障害などを主徴とする．
人口の約1%に発病，男女差なし，思春期に多く発症する．
陽性症状，陰性症状，認知機能障害などを示す．

Ⅱ．身体障害の種類と口腔内所見

A 脳性麻痺

受胎から新生児期までの間に生じた原因による脳の**非進行性病変**に基づく永続的な，しかし変化しうる運動および姿勢の異常である．

原因　胎児仮死，低酸素性脳障害，分娩外傷による頭蓋内出血など

合併症　知的能力障害（約 50%），言語障害（約 50 ～ 70%），視力障害（約 50%），てんかん発作（約 40%），聴力障害（約 30%）

脳性麻痺の病型分類

病　型	頻　度	特　徴
痙直型	約 50%	緊張で不随意的に筋肉が硬くなる．腱反射は亢進し，筋肉は細かく痙攣する．このまま長期間放置すると，関節は拘縮を起こし，骨の変形とともに姿勢も変形する．
アテトーゼ型	約 15%	目的のある行動を起こそうとすると不随意運動を示す． 睡眠時は緊張がなくリラックスしている． 反射機能は比較的正常で拘縮や四肢の変形は起こりにくい．
強剛型	約 10%	他動運動に際して四肢が鉛管状または歯車状の抵抗を示す．
失調型	約 10%	協調運動および平衡機能の障害による目的動作失調
弛緩型	約　5%	筋の著しい低緊張を認める．
混合型		前述の 5 型が重複している型

（小口，2011．改変）

特徴

- 齲蝕多発・歯肉炎：口腔清掃などの管理上の問題
- 歯の異常：**エナメル質形成不全，咬耗**
- 歯数の異常：Down 症候群ほど著明でない．
- 開咬，歯列狭窄，上顎前突
- **薬物性歯肉増殖**：てんかん治療薬（フェニトイン）使用時

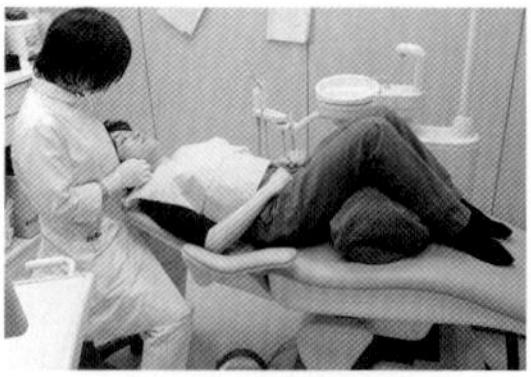

Bobath の反射抑制姿勢
この姿勢により不随意運動を軽減できる．

- **摂食嚥下機能障害**：口腔内の感覚の異常，原始反射の残存
- 残存しやすい原始反射：非対称性緊張性頸反射，緊張性迷路反射，驚愕反射（びっくり反射），咬反射，舌突出反射

麻痺の分類

障害部位による分類

単麻痺	対麻痺	片麻痺	両麻痺
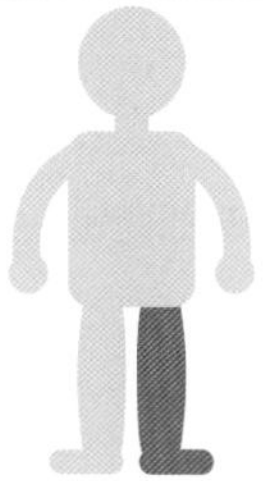	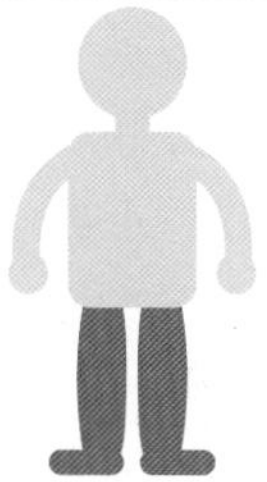	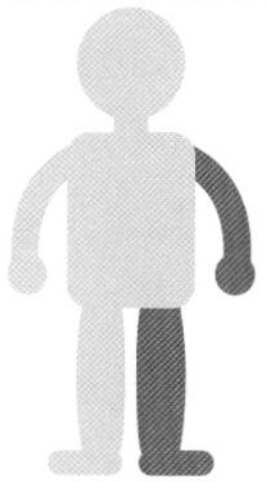	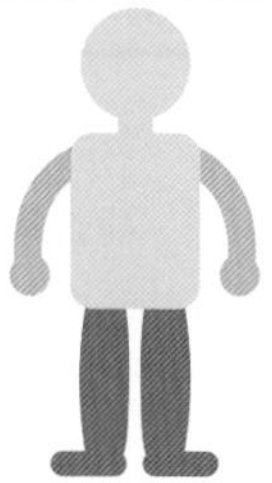
上・下肢の一肢のみ	両側の下肢のみ	同側の上・下肢	両側の上・下肢

一般的に両麻痺は下肢優位となり，両片麻痺は上肢優位となることが多い．

B てんかん

大脳ニューロンの過剰興奮による反復性発作が主症状の慢性の脳疾患

原因　特発性（原因不明）

症候性：脳の疾患（脳腫瘍，頭部外傷後など）脳性麻痺，知的能力障害，自閉スペクトラム症などに随伴することあり．

頻度　3～7/1,000人

症状　痙攣発作，行動異常，感覚異常，意識障害，自律神経障害など

発作の種類　大発作，小発作，てんかん重積

口腔内の特徴

・薬物性歯肉増殖

・口腔と歯の外傷

歯科治療時の注意点

・てんかん発作の予防と発作発現時の対応

・徹底したプラーク除去による歯肉増殖の予防

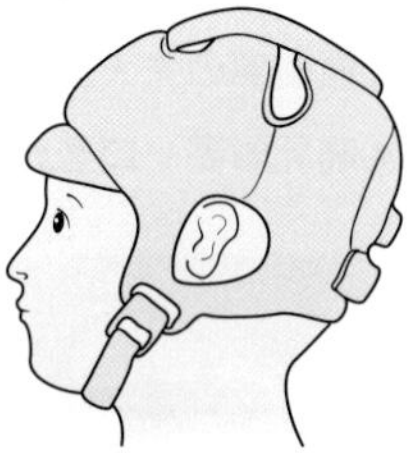

頭部保護帽
（ヘッドギア）
発作時の転倒による
頭部外傷の予防

C 唇顎口蓋裂

胎生初期に何らかの原因によって生じた先天的奇形である．

上顎突起（下顎突起）の癒合不全である．

原因　不明（さまざまな因子が重なって発症）

頻度　1/500 ～ 600（日本）（米国では 1/730）

障害　哺乳障害，構音障害，審美的問題，小児や親の心理的問題

分類　①唇顎口蓋裂

・口腔裂奇形のうちの 50％を占める．

・男児＞女児（2：1）

・ほとんどが片側性（70 ～ 80％）で，**左側に多い**．

②唇顎裂

・口腔裂奇形のうち，唇裂単独が 20％である．唇顎裂が 10％，顎裂単独はまれである．

・男児≒女児（1：1）

③口蓋裂

・口腔裂奇形のうちの 20％である．

・女児＞男児（2：1）

口腔内の特徴

①齲蝕罹患率が高い←顎裂部の歯の口腔清掃困難

②歯列不正，反対咬合←上顎の発育不全，歯列の狭窄

③顎裂部の先天欠如歯や過剰歯，形態異常

④哺乳障害←口蓋床（Hotz 床）の装着

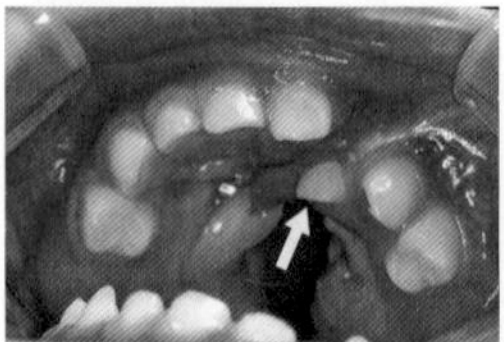

⇧歯の萌出位置異常が裂部分に認められる．

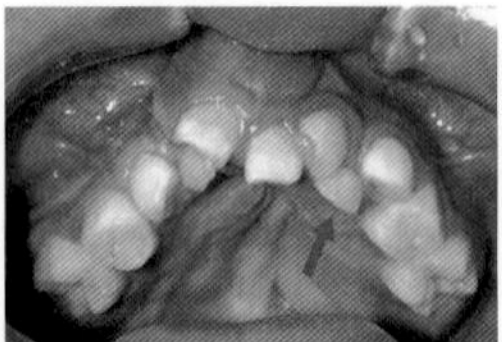

両側性唇顎口蓋裂患者の上顎口腔内写真

⬆左側裂部分に過剰歯を認める．

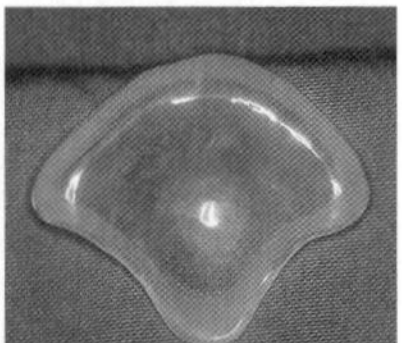

Hotz 床

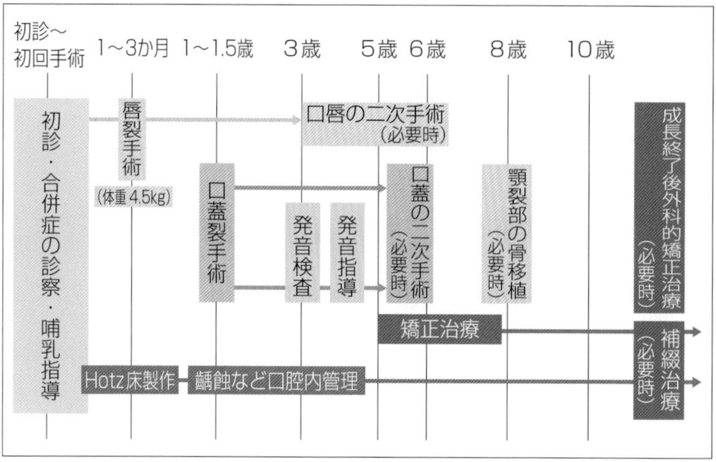

口唇口蓋裂の治療の流れ　　　（小方，2017）

D 筋ジストロフィー

骨格筋の変性や壊死をおこす進行性病変で，筋肉が徐々に萎縮していく遺伝性疾患

筋ジストロフィーの病型分類

病型	遺伝形式	発生頻度(/10万人)	特徴
Duchenne型（DMD）	X劣 ほぼ男児	4〜5人	5歳以前に発生し，10歳頃に歩行困難となることが多い．日本で一番多い． 筋の仮性肥大，脊柱・胸郭の変形 登攀性起立＝Gowers' sigh
福山型(FCMD)	常劣	2〜9人	ほぼ日本での症例． 日本ではDuchenne型の次に多い． 乳児期以前に発生する． フロッピーインファント
筋強直性(DM)	常優	5〜10人	筋強直現象 成人に多い．

口腔所見

・舌の仮性肥大による巨舌（Duchenne型，福山型に多い）
　筋強直性では舌萎縮が多い．
・歯列弓の拡大，開咬，嚥下摂食障害

注意点

・診療時に毎回安定する体位を確認する.

・モニタリングによる呼吸機能のチェック

・誤飲誤嚥に注意

Ⅲ. 神経発達症群の種類と口腔内所見

A 知的能力障害/知的発達症（精神遅滞）

・「発達期に発生し，概念的，社会的，現実的領域において，知的機能と適応機能が欠如している状態」（DSM-5 の定義）

・障害の程度は IQ のみでなく，臨床的評価と知能試験から生活の困難さで 4 つに分類される.

・発症頻度 2 ～ 3%

・男児に多い

原因　遺伝，染色体異常，胎内時の病理学的原因，出生時の外因，乳幼児期の脳髄の病変など

WHO による精神遅滞の分類とその特徴（ICD-10，1992）

分　類	IQ	精神年齢	特　徴
軽　度	50 ～ 69	9 ～ 12 歳	学習に若干の問題があるが，多くの成人は就業や社会参加が可能である.
中　度	35 ～ 49	6 ～ 7 歳	小児期から明らかな発達遅滞を認めるが，多くの者は自分の身の回りのことをある程度できるようになり，適切なコミュニケーションの獲得や型通りの技術は習得が可能である. 成人では，生活や仕事においてさまざまな援助を必要とする.
重　度	20 ～ 34	3 ～ 6 歳	全般にわたる継続的な援助が必要である.
最重度	20 未満	3 歳以下	日常生活活動，排泄抑制能力，コミュニケーションや運動に制限を受ける.

・日本では**おおむね IQ70 以下**の知的能力障害者に療育手帳が交付される.

口腔内の特徴

・患児の基礎疾患（Down 症候群，脳性麻痺など）に依存する.

・齲蝕・歯周病の罹患率が高い←口腔清掃などの管理上の問題

・重度の場合，自傷行為がみられることがある.

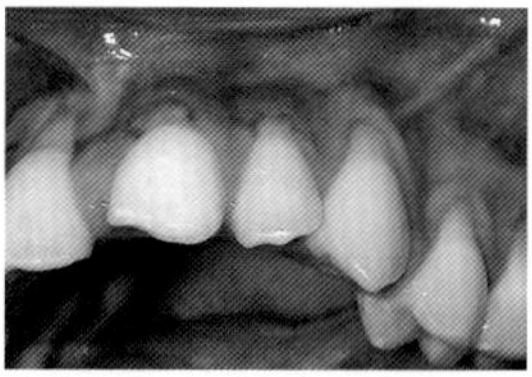

自傷行為による歯肉退縮

B 自閉スペクトラム症（ASD）/自閉症スペクトラム障害

・3 歳以前に下記の特徴的な症状が現れる先天性の脳機能障害

1）社会性の障害

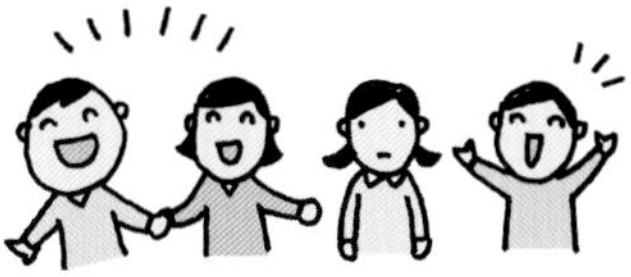

表情や身振りで自分の気持ちを伝えることができない

2）コミュニケーションの障害

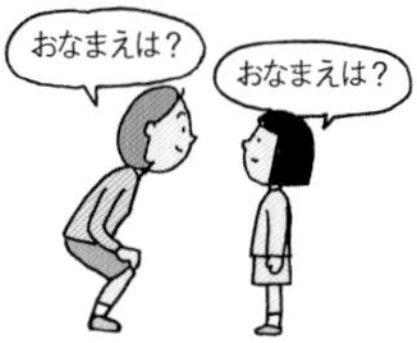

コミュニケーションの障害の 1 つ，反響言語（オウム返し，エコラリア）

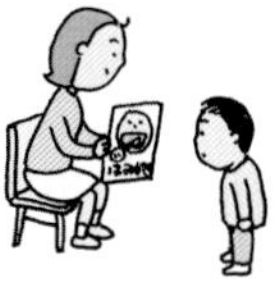

言語だけでは理解しづらいが写真や絵の認識度は高い（視覚優位）

3）こだわりの障害

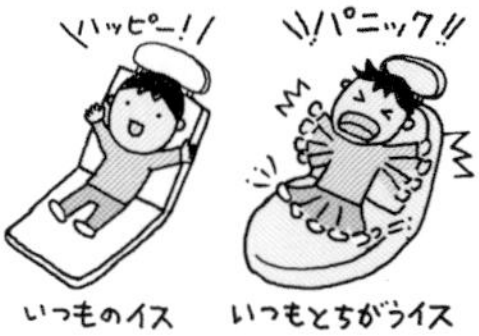

同一性保持：こだわりが強く，決まった手順でしか行動できない

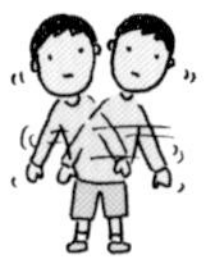

想像力が乏しく，反復性の行動（常同行動）がある

臨床所見

・男児＞女児
・共感してほしい気持ち（ジョイントアテンション）が少ない.
・クレーン現象：要求時に言葉で伝えられず，他者の手をとって代わりにしてもらおうとする行動
・視覚情報優位＞聴覚情報
・感覚過敏あるいは鈍麻

口腔所見

・特徴的な所見や歯の異常はない.
・口腔管理と行動管理が困難なため，進行した齲蝕が多い.
・異食・異常習癖があれば咬耗や摩耗などがみられる.
・自傷行為があれば，歯肉退縮や口腔外傷などが現れる.

注意点

・パターン化，ルーティン化，習慣化をうまく取り入れる.
・苦手な感覚状態の回避（ノイズキャンセリングなど）
・視覚支援・構造化の利用（TEACCH 法）

TEACCH

ノースカロライナ州全域で行われている「自閉症および関連するコミュニケーション障害のための治療と教育（Treatment and Education of Autistic and related Communication handicapped CHildren）」を目的とした支援プログラムをいう．その中で視覚支援などを用いて環境を整える構造化が使用される.

構造化

周囲で何が起こっているのか，その人の状態に合わせて何をすればよいのかをわかりやすく提示する方法

①物理的構造化：場所や場面の意味を視覚的にわかりやすくする.
②スケジュール化：予定の活動を見通せるように写真，イラストを用いて示す.

③ワークシステム：作業の内容，量，時間などを具体的に示す.

④視覚的構造化：写真，イラスト，色を使うなどで視覚的に物事が把握しやすくする.

C 注意欠如・多動症（ADHD）/注意欠如・多動性障害

不注意または多動－衝動性の症状のいくつかが12歳になる前に存在・継続するために社会生活や学校生活を営むうえで支障がある行動障害

臨床所見

・男子に多い.

・有病率　小児は約5%

・自閉スペクトラム症など他の発達障害の併存も認める.

口腔所見

・特有の所見はない.

注意点

・患児の心理特性・行動特徴を十分考慮して，診療時の対応は自閉スペクトラム症児に準じる.

D 限局性学習症/限局性学習障害

知的能力に遅れはないが，基本となる学業技術を学習することの持続的な困難さがあり，学習に影響を及ぼす.

臨床所見

・特異な学習困難がある.
（読む・聞く・書く・話す・計算する・推論する）

・他の障害や環境的な要因が直接の原因ではない.

・全般的な知的発達の遅れがない.

・男児＞女児

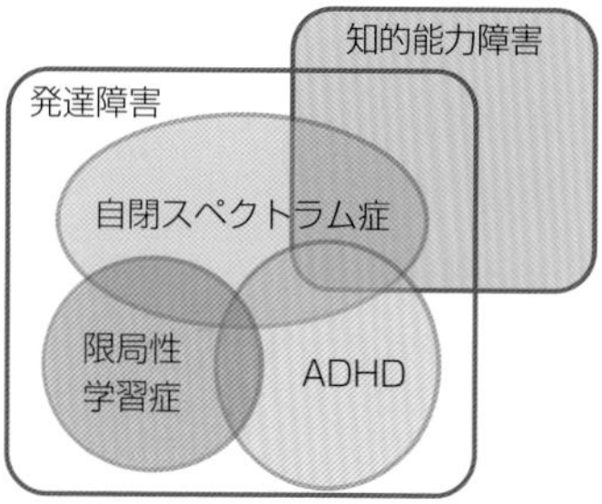

発達障害群の重なり

口腔所見

・特有の所見はない．

注意点

・どのような能力に障害があるかを把握して，困難なものは別の方法の利用を考える．

Ⅳ．障害児の対応法

患者の発達程度，レディネスの状態，性格などを把握したうえで環境を整え対応法を選択する．

A 可能な対応法（p.141 ～参照）

①補助代替コミュニケーション（AAC）の利用

例．VOCA（音声出力コミュニケーションエイド）や文字盤などで意志疎通を図る．

②行動変容法

レディネスに合わせて，目標行動までスモールステップにして適応行動を増やしていく．

・系統的脱感作法：tell show do（TSD）法

・モデリング法

・オペラント条件づけ法で正の強化子を用いたもの

③抑制的対応法

・身体抑制具（レストレーナー）

・開口器

④鎮静・減痛下の対応法

・笑気吸入鎮静法

（軽度の障害の場合）

・静脈内鎮静法

・前投薬

・全身麻酔法

K-point 刺激による開口

K-point が臼後三角後縁のやや後方内側にあり，指先などで軽く圧迫すると開口が促される．口腔内に指や器具を挿入する際には，咬反射などに注意する．

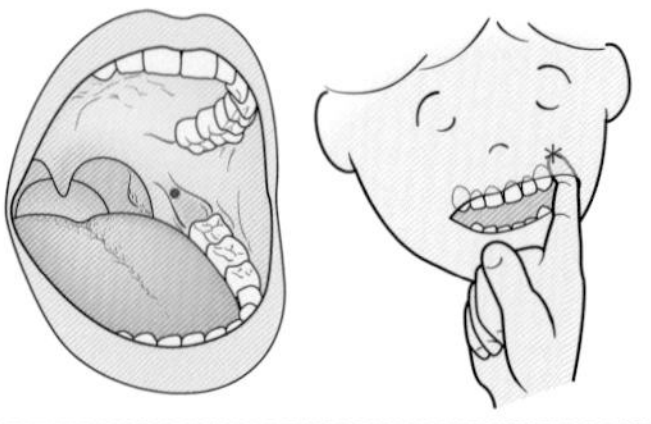

⑤視覚支援

予測を立てて行動するのが難しい知的能力障害者に，これから，何をどうするのかを目に見える形（絵カード・写真カード・文字カードなど）でわかりやすく示し，安心して行動できるようにする方法

絵カードの１例

⑥PECS(ペクス)Picture Exchange Communication System

絵カードを介して，相手の指示を受けるだけでなく，自分の意志も伝える双方向コミュニケーション法

B 使用不可能な対応法

①ハンドオーバーマウス法（HOM 法）

②オペラント条件づけで負の強化子を用いる対応

（タイムアウト法，レスポンスコストなど）

③一度に強い負の刺激がある方法（フラッディングなど）

④笑気吸入鎮静法（重度の障害の場合）

コラム⑨：治療方針も対応もオーダーメイドで

ここでは一般的な障害児への対応法について記載している．実際の診療や試験問題では各患者の疾患の種類，障害の程度，処置内容などにより応用される方法が異なる．同じ疾患であってもさまざまな条件により対応法は変わるので，しっかり理解して適切な対応を選択する必要がある．

クラウンループ（バンドループ）（D の早期喪失の場合）

<table>
<tr><th>手　順</th><th>チェアサイドの注意点</th><th>技工操作の注意点</th><th>使用器具</th></tr>
<tr><td>1) 印象採得</td><td>製作した E の乳歯冠を口腔内に試適したまま印象採得する</td><td></td><td>印象採得</td></tr>
<tr><td>2) 作業用模型の製作</td><td>①印象内面に乳歯冠を正確に戻し，瞬間接着剤で仮固定後，乳歯冠内面の頬舌側にワックスを流す</td><td>②石膏注入し作業用模型を製作する
③ループ部はリリーフする</td><td>咬合器，石膏
絆創膏</td></tr>
<tr><td>3) 外形線の記入</td><td rowspan="2">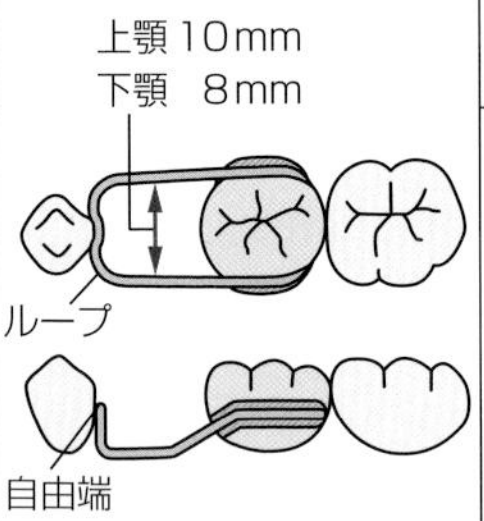
</td><td>ループの内径は後継永久歯の頬舌的幅径より大きくする</td><td></td></tr>
<tr><td>4) ワイヤーの屈曲</td><td>ループ自由端は 90° の立ち上がりをつける
C の遠心最大豊隆部直下にループの支持点を求める
リリーフした欠損部形態に沿わせてワイヤーを屈曲する
対合歯とワイヤーが接触しないこと</td><td>ϕ0.8 ～ 0.9 mm 矯正用線
Young のプライヤー</td></tr>
<tr><td>5) ろう着</td><td></td><td>ループを石膏で固定し，ろう着する
ろうはワイヤーを完全に覆う</td><td>ろう着用具
石膏（固定用）</td></tr>
<tr><td>6) 研磨</td><td></td><td></td><td>研磨用具</td></tr>
<tr><td>7) 装着</td><td></td><td></td><td>合着セメント</td></tr>
</table>

<定期検診>

8) 定期検診にて，4 萌出まで経過観察をする．
9) 4 萌出開始後に，クラウンループはループを切断する．
　　　　　　　　　　　バンドループは装置を撤去する．

ディスタルシュー

＜1 回目来院時＞

手　順	チェアサイドの注意点	技工操作の注意点	使用器具
1) エックス線撮影			
2) 印象採得	完成した乳歯冠を口腔内に試適したまま印象採得をする		印象採得用具
3) 作業用模型の製作 1	①印象内面に乳歯冠を正確に戻し，仮固定後乳歯冠内面の遠心側にワックスを流す	②石膏注入し作業用模型を製作する	咬合器 石膏
4) シューの設定	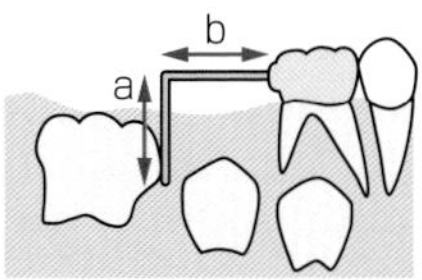	エックス線画像よりシューの長さを決定する 垂直部 a は未萌出第一大臼歯近心最大豊隆部から 1 mm 下まで（➡） 水平部 b は第二乳臼歯遠心最大豊隆部まで	エックス線画像 ノギス
5) 作業用模型の製作 2	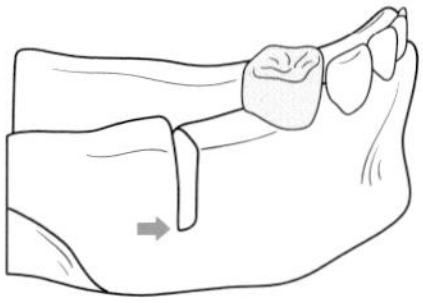	石膏用ノコギリを用いて作業用模型に切り込みを入れた後，抜歯予定の E 部分を削除調整する	石膏用ノコギリ カーバイドバー
6) ディスタルシューの製作		既製のシューを設計した長さに調整し，乳歯冠とろう着する 研磨し完成させる	シュー ろう着用具 研磨用具

＜2 回目来院時＞

7) 抜歯後装着	E を抜歯 直後にディスタルシューを試適しエックス線で確認後，合着		抜歯用具 GI セメント

＜定期検診＞

8) 定期検診にて，6 萌出開始まで経過観察をする．
9) 6 萌出開始後はディスタルシューを除去し，クラウンループに置き換える．
10) さらに 6 萌出完了後はリンガルアーチへ装置を変更する．
11) 5 萌出後，リンガルアーチを撤去する．

リンガルアーチ

手　順	チェアサイドの注意点	技工操作の注意点	使用器具
1) 印象採得	両側 6 にバンドを適合させる 試適したまま印象採得する		バンド 印象採得用具
2) 作業用模型の製作	①印象内面にバンドを正確に戻す ②仮固定後バンド内面の舌側にワックスを流す	③石膏注入し作業用模型を製作する	咬合器 石膏
3) 外形線の記入		外形線は，前歯部は舌側歯面に接触させ，臼歯部は後継永久歯の萌出の妨げにならないようにする	
4) ワイヤーの屈曲		主線（弧線）の屈曲をする	φ 0.8 ～ 0.9 mm 矯正用線 Young のプライヤー
5) ろう着		主線をワックスと石膏で固定後，ろう着する	ろう着用具 石膏（固定用）
6) 研磨			研磨用具
7) 装着	合着する		GI セメント

コラム⑩：臨床ではディスタルシューをあまり見ないが，どうして試験に出るの？

ディスタルシューに関する問題は，歯科医師国家試験によく出題されている．しかし，近年の重度乳歯齲蝕の減少には目を見張るものがある（2005 年，C3 以上の乳歯齲蝕は 1 人平均 0.1 歯）．したがって，ディスタルシューの適応となる「第一大臼歯が萌出する前に第二乳臼歯のみを抜歯するような患児」は少なくなった．

では，どうしてディスタルシューが試験に出るのだろうか．それはこの装置が唯一，未萌出の第一大臼歯を確実に萌出誘導できるからだと考えられる．臨床例が少ないとはいえ咬合誘導上，重要な装置であることには変わりないのでしっかり理解しておこう．

可撤保隙装置

手　順	注　意　点	
1) 印象・咬合採得		
2) 採得	作業用模型製作	
3) 外形線記入	年齢により床形態は異なる	
	上顎前歯部唇側（床縁）（A）	ア：4 歳までは歯槽頂と歯肉頬移行部の 1/2 以内 イ：5 歳まで 1/3 以内 ウ：6 歳まで 1/4 以内
	下顎前歯部（床縁）（B）	唇側は，歯槽頂と歯肉頬移行部の 1/2 以内 舌側はできるだけ長く（口腔底から 1 mm 上方程度）
	（残存歯部歯頸側辺縁）（C）	乳歯列前期では残存歯の歯頸部に接触させる 永久歯への交換が近い場合は歯頸部から離す
	臼歯部（床縁）	頬側は，歯槽頂と歯肉頬移行部の 1/2 以内 下顎舌側は口腔底から 1 mm 上方程度
4) 維持装置の屈曲	発育を抑制するおそれのあるものは付与しない 付与する場合，患児が装置に慣れてから除去する	
5) 人工歯排列	中心咬合位で上下顎の歯を接触させる	
6) 重合・研磨	加熱重合法と即時重合法がある 床の辺縁形態は残存歯に接触させ，清潔性を保つようにする（D）	
7) 装着	成長に伴う調整の必要性があるため定期検診は必須 機能や破損のチェックとともに維持装置除去や辺縁形態の調整を行う	

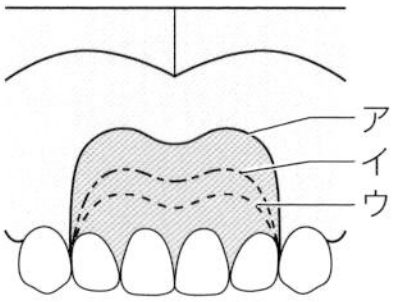

(A)

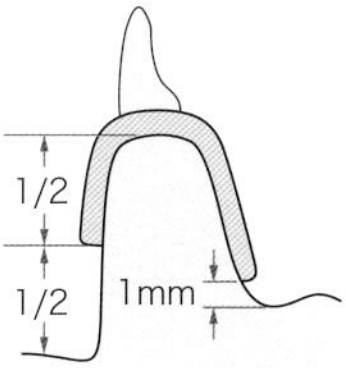

(B)

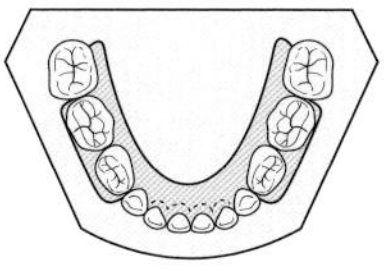
(C)

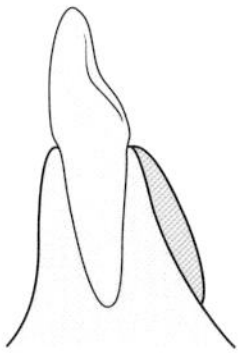
(D)

付録② 虐待関連法のまとめ

		児童虐待防止法 （2020 年施行）	障害者虐待防止法 （2012 年施行）
虐待の定義	対　象	保護者が監護する児童 （18 歳未満）	「身体障害者」「知的障害者」 「精神障害者」
	身体的虐待	○	○
	心理的虐待	○	○
	性的虐待	○	○
	ネグレクト	○	○
	経済的虐待		○
通　報	発見した人	●虐待を受けたと思われる児童を発見した者は通報義務	●虐待を受けたと思われる障害者を発見した者は通報義務
	専門職など	●関係団体，専門職は，児童虐待の早期発見努力義務	●関係団体，専門職は，障害者虐待の早期発見努力義務 ●施設従事者等による虐待を受けたと思われる者を発見した場合は，通報義務 ●使用者による虐待を受けたと思われる者を発見した場合は，通報義務
	通報先	●市町村，児童相談所など	●市町村など

コラム⑪：インフォームドコンセントとインフォームドアセント

インフォームドコンセント（informed consent）：治療方針や治療法，予測される結果などについて患者が医師から十分な説明を受け，理解したうえで納得して同意すること．

インフォームドアセント（informed assent）：未成年者の場合においても，その判断能力の範囲において本人の承諾（法的規制を受けない）を得ることが望ましい．

付録③ 乳幼児の全身的な発達評価

改訂版デンバー式発達スクリーニング検査

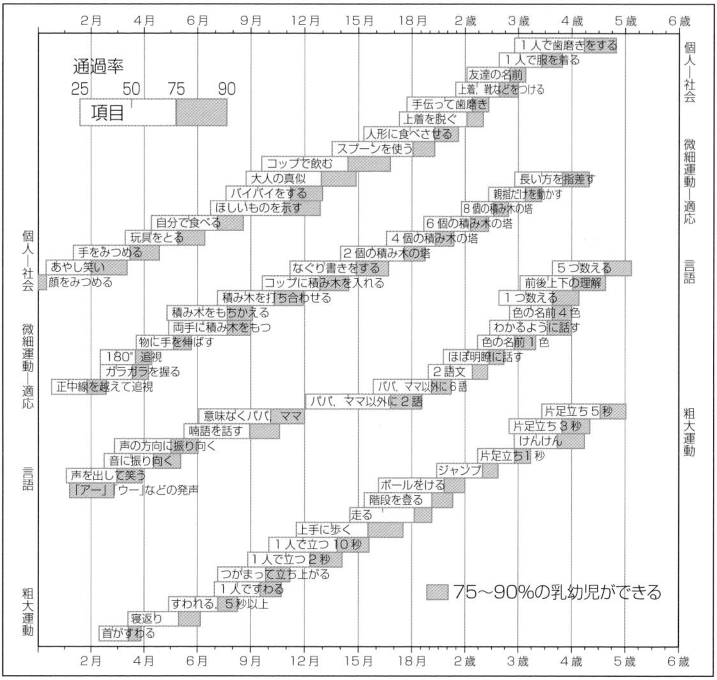

DENVER II 記録票から抜粋

コラム⑫：つかまり立ちができるのは8か月？ 10か月？ どちらが正しいの？

運動発達には個人差がある．国際的によく使用される改訂版デンバー式発達スクリーニング検査では，25，50，75，90%の小児ができるようになる率（通過率）を示している．たとえばつかまり立ちは7～11か月の範囲で示されており，8か月，10か月とも誤りではない．試験では大きく外れた時期のみを誤りであると判断すべきである．

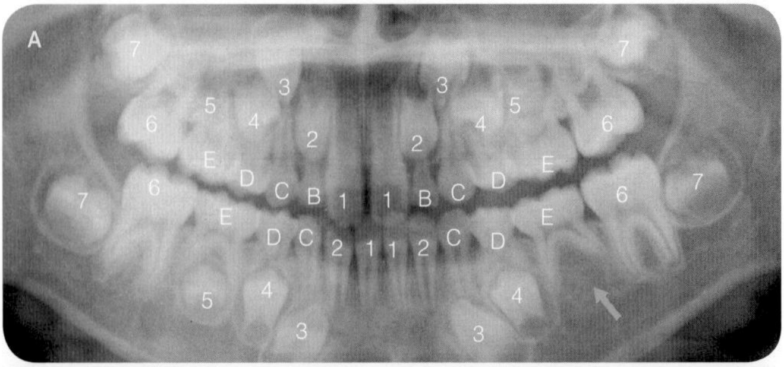

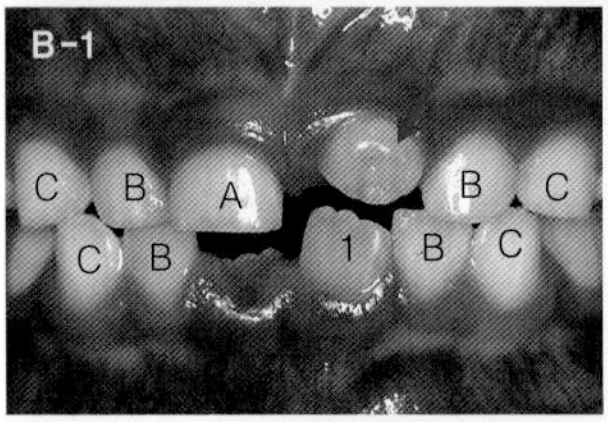

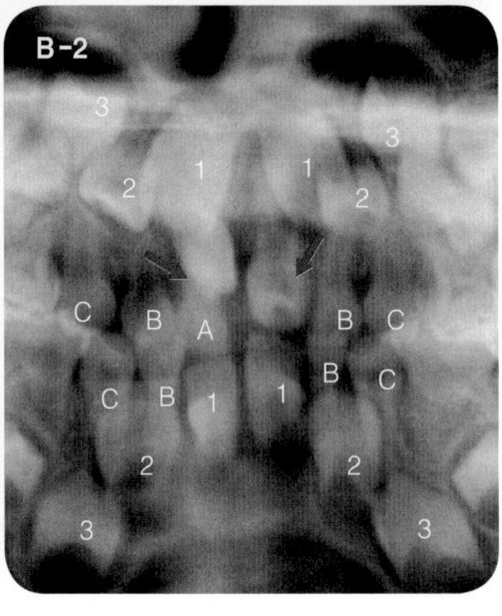

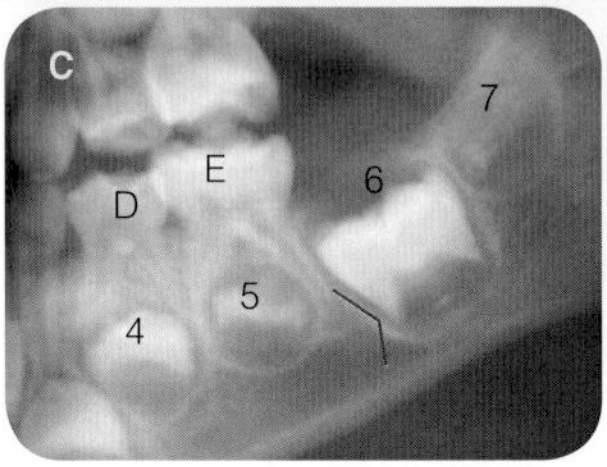

小児のパノラマエックス線画像は乳歯と永久歯が重なり合ってみえるため，読影にはコツが必要．

(コツ１) 乳歯と永久歯に歯式を振る．

写真A，B-1，2：先天欠如⬆や過剰歯⬆を見逃さないばかりでなく，見直しにも有効である．

(コツ２) 永久歯歯胚の石灰化時期や平均的な萌出年齢（p.27, 28 参照）と照らし合わせる．

平均値と比較することで先天欠如の診断，萌出遅延や埋伏を判断する．

(コツ３) 歯冠完成とは歯頸部のくびれが確認できる時期をいう．

写真C：⌈6 歯冠は完成している．歯頸部の狭窄が確認され，髄床底の石灰化が開始しているのに注目！

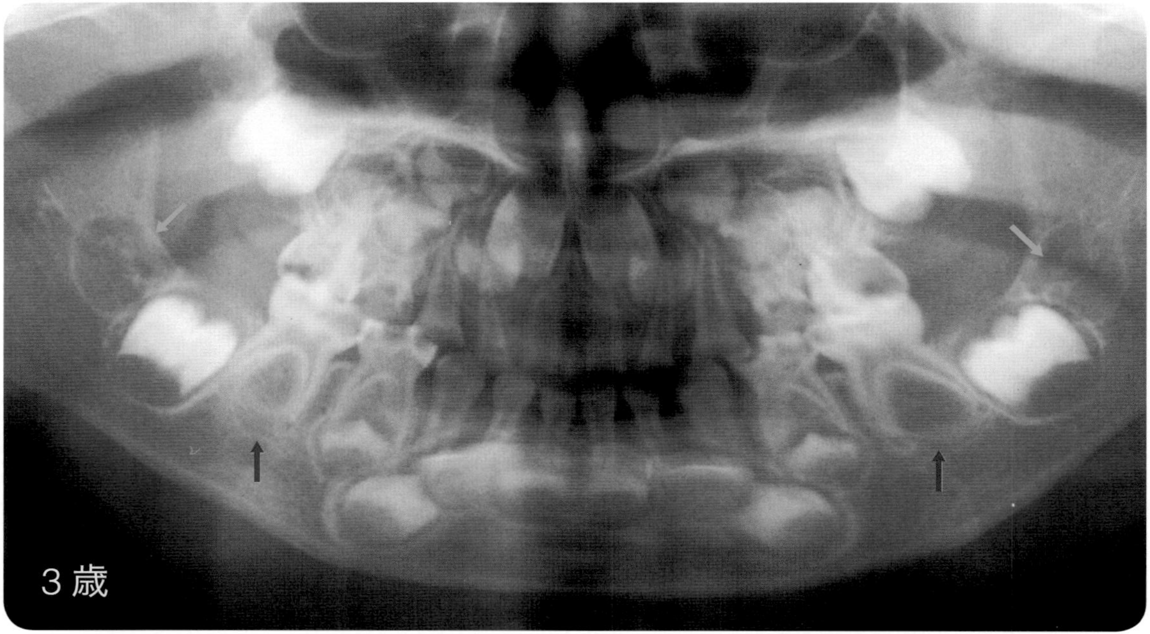

広範囲に乳歯の齲蝕を認める．$\overline{7|7}$ の歯胚がわずかに確認⬇できる．$\overline{5|5}$ の歯胚は明確ではない⬆が，先天欠如の診断はこの時期に決定できない．

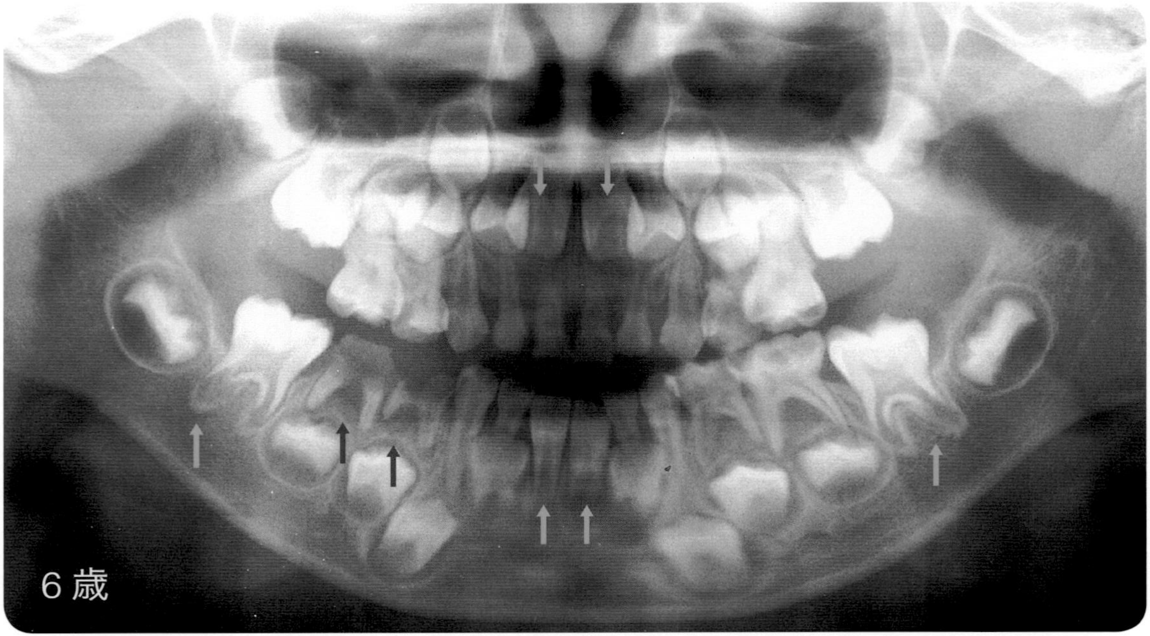

乳臼歯に齲蝕が認められ，特に ED は根尖性歯周炎による根周囲の歯槽骨吸収が著しく⬆，保存不可能と考えられる．1|1 が交換し，6|6 が萌出を開始している．1|1 と 6|6 の歯根は未完成⬆である．第二大臼歯までの永久歯歯胚に先天欠如や形態異常は認められない．1|1 の萌出は 7 歳頃である⬇ことに注意する．

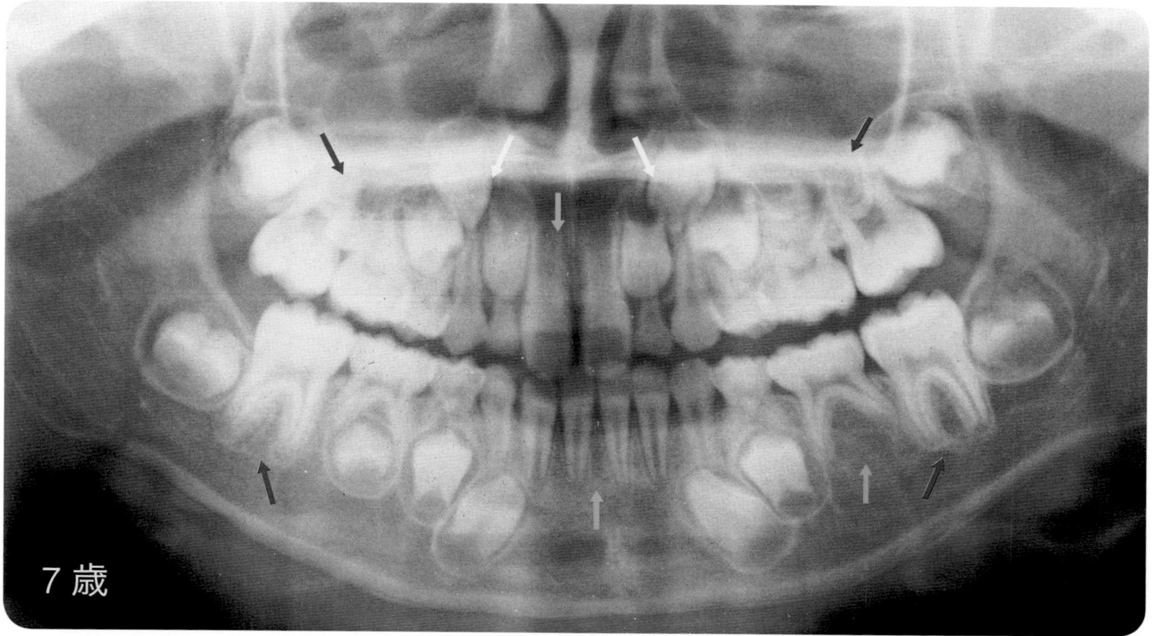

1|1 が乳歯と交換し萌出を開始している．切歯⬆，第一大臼歯⬆ともに歯根は未完成である．⌈5 は先天欠如⬆が疑われる．3|3 の萌出は 10 歳頃であり，5|5 の萌出と近い．3|3 の歯胚位置は低位⇧にあるが正常範囲である．

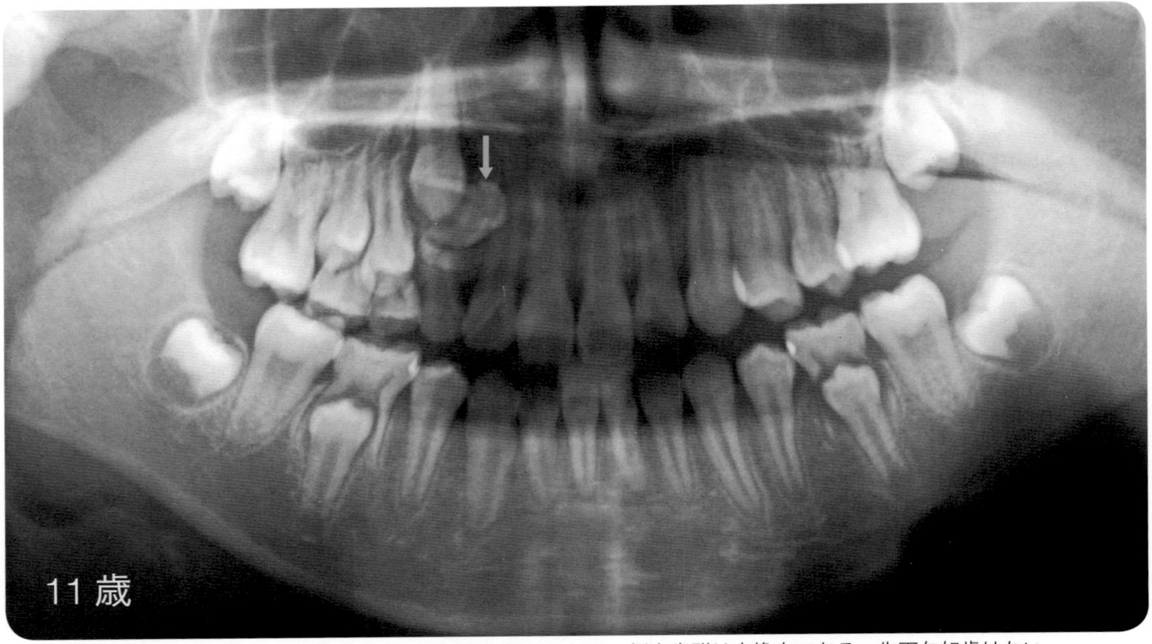

3|萌出障害の原因と考えられる過剰歯⬇が3|歯冠部に認められる．側方歯群は交換中である．先天欠如歯はない．第二大臼歯歯胚形成は遅れている．

治療計画立案の留意点

1) 一口腔単位で計画を立てる.
2) 治療所要時間と必要回数：口腔内を分割してブロック単位での治療も考慮する.
3) 患児と保護者の協力状態：全身麻酔など利用する場合もある.
4) 一般的な治療優先順位
　①緊急度（外傷，疼痛・急性症状など）
　②臨床的重要性
　③部位：臼歯部 ＞ 前歯部．対顎関係や咬合の回復に努める.
　④治療内容との関連性：麻酔効果範囲
　⑤全身疾患の状況

*トレーニングや全身麻酔の利用，患者の状態などの条件を勘案して計画を立てる.

5) 口腔衛生習慣や生活環境を把握し，疾病の発症予防の指導を行い，その効果を評価する.
6) 予防処置・咬合誘導処置は，原則として齲蝕処置が終了してから行う.

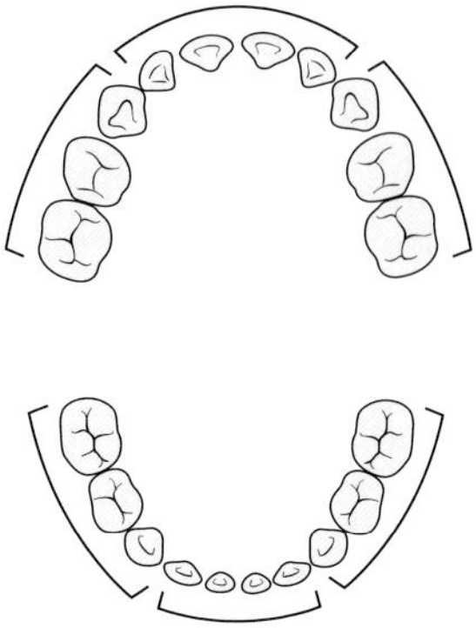

ブロック単位の治療例（乳歯列期・6分割の場合）
全顎を6つのブロックに分け，治療の優先度の高いブロックから，原則として1回1ブロックずつ治療を進める.

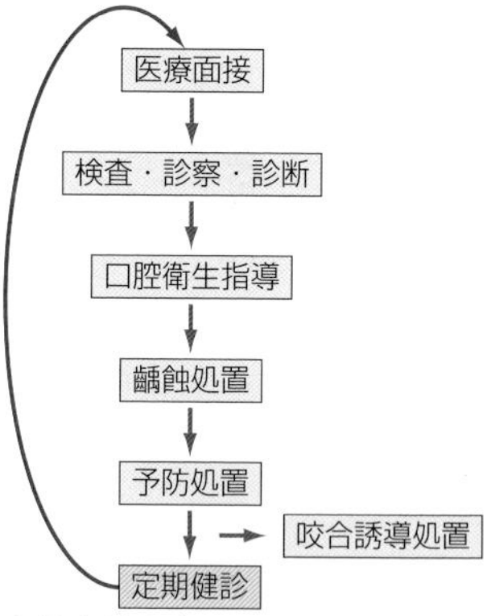

小児歯科治療サイクル

付録⑥ 知っておきたい小児歯科関連英単語 25

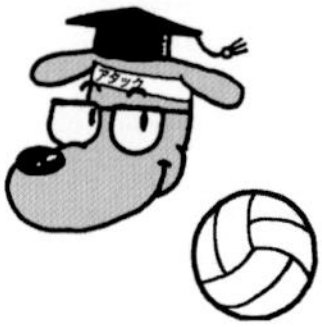

小児歯科学	pediatric dentistry, pedodontics
思春期	adolescence, puberty
乳　歯	deciduous tooth, primary tooth, milk tooth
埋伏過剰歯	impacted supernumerary tooth
異所萌出	ectopic eruption
不正咬合	malocclusion
抜　髄	pulpectomy
断　髄	pulpotomy
予　防	prophylaxis, prevention
フッ化物歯面塗布	fluoride application
歯磨剤	dentifrice
DPT-IPV ワクチン	Diphtheria・Pertussis・Tetanus・Inactivated Poliovirus（四種混合ワクチン：ジフテリア・百日咳・破傷風・不活化ポリオ）
MR ワクチン	Measles・Rubella（麻疹・風疹ワクチン）
口　臭	halitosis
肥　満	obesity
外　傷	trauma
炎　症	inflammation
先天性心疾患	congenital heart disease
脳性麻痺	cerebral palsy
てんかん	epilepsy
唇顎口蓋裂	cleft of lip, alveolus and palate
知的能力障害	intellectual disability
自閉スペクトラム症	autism spectrum disorder（ASD）
注意欠如・多動症	attention deficit hyperactivity disorder（ADHD）
限局性学習症	specific learning disorder（SLD）

文献

Chapter 1

1）Horowitz SL et al：The nature of orthodontics diagnosis. Mosby, St.Louis, 1966.

2）星野一正：臨床に役立つ生体の観察．医歯薬出版，東京，1987.

3）Enlow DH：The human face. Harper & Row, New York, 1968.

4）福迫陽子：言語発達遅滞．言語，4：1975.

5）黒須一夫：現代小児歯科学．第5版．医歯薬出版，東京，1994.

6）厚生労働省：授乳・離乳の支援ガイド．2007.

Chapter 2

1）Schour I & Massler M：Studies in the tooth development. The growth pattern of human teeth. *J Am Dent Assoc*, 27：1940.

Chapter 3

1）日本小児歯科学会：日本人小児における乳歯・永久歯の萌出時期に関する調査研究．Ⅱ-その1．乳歯について．Ⅱ-その2．永久歯について．小児歯誌，57：2019.

2）日本小児歯科学会：日本人の乳歯歯冠並びに乳歯列弓の大きさ，乳歯列咬合状態に関する調査研究．小児歯誌，31：1993.

3）鍋田和孝ほか：永久歯萌出に関する観察．小児歯誌，20：1982.

4）難波みちこ：乳歯列にみられる歯間空隙に関する研究．小児歯誌，19：1981.

5）Broadbent BH：Bolton standards and technique in orthodontic practice. *Angle Orthodontist*，7：1937.

Chapter 4

1）杉山乗也：日本人乳歯の計測法による形態学的研究．愛院大歯誌，7：1969.

2）佐々木泉：歯の大きさの人種特徴．愛院大歯誌，2：1965.

Chapter 5

1）黒須一夫：現代小児歯科学．第4版．医歯薬出版，東京，1990.

Chapter 6

1）Keyes PH：Recent advances in dental caries research. Bacteriology. *Int Dent J*, 12：1962.

Chapter 9

1）長坂信夫：乳歯歯髄炎の診断に関する研究．愛院大歯誌，6：1968.

Chapter 10

1）下岡正八：小児の歯科臨床．永末書店，京都，2002.

2）Massler M & Schour I：Developmental pattern of the child as reflected in the calcification pattern of the teeth. *Am J Dis Child*, 62：1941.

Chapter 13

1）黒須一夫：現代小児歯科学．第5版．医歯薬出版，東京，1994.

Chapter 16

1）小方清和：小児歯科学．第5版（白川哲夫ほか編）．医歯薬出版，東京，2017，386.

索引

さ行

た行

な行

は行

ま行

や行

ら行

わ行

数字

欧文

【編著者略歴】

河《かわ》 上《かみ》 智《とも》 美《み》

1991 年　日本歯科大学歯学部卒業
1995 年　日本歯科大学大学院歯学研究科修了
2014 年　日本歯科大学生命歯学部准教授

歯科国試パーフェクトマスター

小児歯科学 第 5 版　ISBN978-4-263-45887-7

2009 年 5 月 15 日　第 1 版第 1 刷発行
2012 年 4 月 1 日　第 2 版第 1 刷発行
2016 年 12 月 25 日　第 3 版第 1 刷発行
2019 年 3 月 25 日　第 4 版第 1 刷発行
2022 年 10 月 25 日　第 5 版第 1 刷発行

編著者　河 上 智 美
発行者　白 石 泰 夫

発行所　医歯薬出版株式会社

〒113-8612　東京都文京区本駒込 1-7-10
TEL. (03)5395-7638(編集)・7630(販売)
FAX. (03)5395-7639(編集)・7633(販売)
https://www.ishiyaku.co.jp/
郵便振替番号　00190-5-13816

乱丁，落丁の際はお取り替えいたします　印刷・教文堂／製本・榎本製本